Camille De Zan

L'Arrivée des Médicaments en Accès Direct

AF196467

Camille De Zan

L'Arrivée des Médicaments en Accès Direct

Quelles évolutions pour le Pharmacien d'Officine?

Presses Académiques Francophones

Impressum / Mentions légales
Bibliografische Information der Deutschen Nationalbibliothek: Die Deutsche Nationalbibliothek verzeichnet diese Publikation in der Deutschen Nationalbibliografie; detaillierte bibliografische Daten sind im Internet über http://dnb.d-nb.de abrufbar.
Alle in diesem Buch genannten Marken und Produktnamen unterliegen warenzeichen-, marken- oder patentrechtlichem Schutz bzw. sind Warenzeichen oder eingetragene Warenzeichen der jeweiligen Inhaber. Die Wiedergabe von Marken, Produktnamen, Gebrauchsnamen, Handelsnamen, Warenbezeichnungen u.s.w. in diesem Werk berechtigt auch ohne besondere Kennzeichnung nicht zu der Annahme, dass solche Namen im Sinne der Warenzeichen- und Markenschutzgesetzgebung als frei zu betrachten wären und daher von jedermann benutzt werden dürften.

Information bibliographique publiée par la Deutsche Nationalbibliothek: La Deutsche Nationalbibliothek inscrit cette publication à la Deutsche Nationalbibliografie; des données bibliographiques détaillées sont disponibles sur internet à l'adresse http://dnb.d-nb.de.
Toutes marques et noms de produits mentionnés dans ce livre demeurent sous la protection des marques, des marques déposées et des brevets, et sont des marques ou des marques déposées de leurs détenteurs respectifs. L'utilisation des marques, noms de produits, noms communs, noms commerciaux, descriptions de produits, etc, même sans qu'ils soient mentionnés de façon particulière dans ce livre ne signifie en aucune façon que ces noms peuvent être utilisés sans restriction à l'égard de la législation pour la protection des marques et des marques déposées et pourraient donc être utilisés par quiconque.

Coverbild / Photo de couverture: www.ingimage.com

Verlag / Editeur:
Presses Académiques Francophones
ist ein Imprint der / est une marque déposée de
OmniScriptum GmbH & Co. KG
Heinrich-Böcking-Str. 6-8, 66121 Saarbrücken, Deutschland / Allemagne
Email: info@presses-academiques.com

Herstellung: siehe letzte Seite /
Impression: voir la dernière page
ISBN: 978-3-8381-7912-4

TABLE DES MATIÈRES

1

INTRODUCTION

Depuis le 1er juillet 2008, plusieurs médicaments non remboursés peuvent être présentés « devant le comptoir » dans des espaces dits de « Libre Accès ».

Ce libre accès nécessite généralement de revoir l'agencement de l'officine afin de créer un espace clairement identifié à cet effet.

Cette réforme vise à renforcer le rôle de conseil du pharmacien en vertu de sa qualité de « garant de la santé publique ».

Le pharmacien est un professionnel de santé directement accessible au patient, il constitue un maillon essentiel du parcours de soin et ses rôles clefs sont des garde fous contre le mésusage du médicament. Cet accès direct du médicament aux patients, pour le traitement de symptômes bénins, nécessite que leurs choix soient réalisés sous l'œil attentif du pharmacien, puisque l'un des principaux buts de ce nouveau mode de distribution est d'orienter les patients vers une automédication responsable tout en restant encadrée par un professionnel de santé : le Pharmacien.

La définition des activités pharmaceutiques a changé au cours du temps.

À travers ce travail de thèse nous verrons les évolutions successives des pratiques pharmaceutiques et de la réglementation qui ont façonné la pharmacie contemporaine.

Les influences Européennes sont dorénavant incontournables. Différents exemples présentés illustreront les orientations et les évolutions possibles dans le secteur de la pharmacie française.

L'accès direct des médicaments se positionne donc dans un contexte de réflexion globale sur la définition du « pharmacien d'officine » et sur les responsabilités des patients.

La publication des textes est récente et il est encore difficile de connaître les modifications des pratiques des pharmaciens et des comportements des patients.

Dans la deuxième partie de ce travail de thèse, une enquête auprès d'un échantillon de 162 officines nous permettra de présenter les spécificités nouvelles apportées par le libre accès puisque cette évolution capitale de la profession engendre plusieurs interrogations :

Comment le pharmacien va-t-il réorganiser son officine ? Avec quels moyens ? Avec quels impacts ?...

Au travers du travail d'investigation qui accompagne cette thèse nous allons tenter de faire le constat de l'existant et envisager des réponses prospectives aux interrogations posées par cette importante réforme.

I. FONDEMENTS DE L'EXERCICE DE LA PHARMACIE

Avant de parler de médicament et d'exercice illégal de la Pharmacie, il convient de rappeler les origines du monopole; quand est-il apparu ? Pour quelles raisons a-t-il été mis en place ? En effet, dans ce domaine, la volonté de protection de la Santé Publique a, et ce de façon très précoce, toujours guidé les autorités; pour cette raison, l'art de préparer et de dispenser les médicaments est depuis des temps reculés réservé à des personnes compétentes. Toutes les tentatives destinées à abolir leur monopole ont entraîné des catastrophes prévisibles.

De nombreux métiers ont cherché à attaquer ce qu'ils considéraient comme un privilège injuste. Nous allons voir que depuis déjà plusieurs siècles la Pharmacie se bat sur divers fronts face à ses agresseurs. La seule façon de prendre conscience de cette lutte incessante est de se replonger dans l'histoire de la Pharmacie.

A. ELABORATION DE LA PHARMACIE AU COURS DE L'HISTOIRE

De tous temps, les hommes ont cherché les moyens de se soigner ; l'art de guérir est donc aussi vieux que l'Humanité. Il y a fort à penser que les premiers guérisseurs utilisaient des incantations et des rites religieux pour soulager, la guérison était donc basée sur la magie, le pouvoir de celui qui la pratiquait et les remèdes matériels n'avaient par leur place.

Grâce à l'observation et au hasard, les hommes ont réussi à mettre à jour les secrets des vertus de certaines plantes bienfaisantes mais aussi de quelques plantes toxiques. Une tablette sumérienne découverte à Nippur et gravée probablement vers la fin du IIIe millénaire avant notre ère (vers 2200 avant J.C.) représente la plus vieille Pharmacopée. On y apprend que la majorité des médicaments étaient issus du règne végétal (deux cent cinquante drogues végétales dont le pavot, la rose, le lin...),

5

mais on y trouve déjà des substances animales (lait, graisse de lion,...) ou minérales (soufre).

Cependant jusqu'au Moyen-Age on a continué à les associer à des rites incantatoires ou religieux pour en accroître l'efficacité.

1) Durant l'antiquité

a) En Grèce

A travers la mythologie et les légendes, on peut se rendre compte que la santé était l'apanage des Dieux et des Déesses. Ainsi un culte était voué à Asklépios (Esculape à Rome), fils d'Apollon et Dieu de la chirurgie et de la médecine. C'est sa fille, Hygia, Déesse de la santé que l'on trouve représentée assise sur un trône et couronnée de plantes médicinales ; dans sa main gauche elle tient une coupe autour de laquelle s'enroule un serpent.

En 460 avant J.C. naît Hippocrate, père de la médecine. Avec lui apparaissent différentes formes comme les infusions, gargarismes, suppositoires, pilules, cataplasmes, onguents, pessaires. Médecine et pratiques religieuses commencent à se séparer puisqu'il base son art principalement sur l'observation des symptômes. Parallèlement on peut parler de «médecin préparateur» car la même personne pose le diagnostic de la maladie, prescrit des remèdes et les prépare.

Après cette école plutôt dogmatique apparaît l'école empirique avec Mithridate. Né en 135 avant notre ère, Mithridate (ou Dionysos), fit beaucoup de recherche sur les toxiques car la peur d'être empoisonné était devenue pour lui obsessionnelle. Il réussit à s'immuniser contre les poisons en essayant sur lui différentes préparations à base de plantes vénéneuses connues. Il est à l'origine de la mithridate, sorte de thériaque ne contenant pas de vipère.

Puis ce fut l'école méthodique (fondée en 125 avant notre ère) avec Asclépiade qui fit intervenir les émollients et les régimes alimentaires et hygiéniques.

b) *En Gaule*

L'art de guérir était confié à des Druides, assistés des ovates, qui récoltaient eux-mêmes jusquiame, verveine, sauge ou gui selon des rites bien établis.

Les gaulois manipulaient très bien les poisons (poisons de guerre à base d'aconit, poisons de chasse à base d'hellébore, poisons de suicide à base d'if). La médecine restait souvent réservée à des praticiens venus de Rome et notamment des oculistes qui présentaient leurs collyres sous forme de petites tablettes à délayer dans du lait ou du suc de plantes.

Les Druides, réfractaires, n'avaient aucune confiance en cette science importée.

c) *À Rome*

Après Pline l'Ancien (né en 23 et auteur de l'Histoire Naturelle en 37 volumes) et Dioscoride (père de la matière médicale), naît Galien (père de la Pharmacie) en 131. Il confectionne ses médicaments avec les drogues qu'il rapporte de ses voyages et s'intéresse plus particulièrement à la forme sous laquelle les remèdes sont administrés, il a d'ailleurs laissé son nom à la Pharmacie Galénique.
A l'origine de la théorie des quatre humeurs et fondateur de l'allopathie, il mit au point différentes formes pharmaceutiques comme les pilules, les emplâtres, les pommades.

2) Au Moyen-Âge

a) *Le rôle des couvents*

Durant les trois premiers siècles de notre ère, avec les épidémies, on observe un important retour au mysticisme, les malades croient plus à la vertu des reliques qu'à celle des médicaments. Pendant la longue période d'errance qui va suivre l'effondrement de l'empire romain (en 395 après J.C.) les traditions médicales trouvent refuge dans les couvents. En effet, vers la fin du Ve siècle, Cassiodore, homme d'état et écrivain romain réfugié dans un monastère, invite les moines à s'initier au traitement des maladies du corps, à la reconnaissance des plantes médicinales, à la préparation des médicaments et surtout à la traduction et à la copie des ouvrages des maîtres de la médecine antique. C'est ainsi que dans chaque monastère, au moins seize plantes étaient obligatoirement cultivées.

La médecine et la pharmacie sont donc restées entre les mains du clergé pendant plusieurs siècles, des dispensaires étaient installés directement dans les monastères pour permettre aux moines d'exercer leur art. Dès le VIᵉ siècle, le Pape Pelage II était obligé de leur interdire le métier d'apothicaire afin qu'ils reviennent à des pratiques « moins commerciales».

b) L'influence Arabe

Si les copistes des couvents ont joué un grand rôle dans la transmission des connaissances médicales et pharmaceutiques de l'antiquité, les Arabes ont eux aussi apporté une contribution considérable à la thérapeutique.

- par l'introduction de remèdes nouveaux
- par la création de formes pharmaceutiques originales telles les sirops, loochs, juleps, conserves, confections, électuaires
- par la création de matériel inconnu tel que l'alambic
- par la mise en place de règlements professionnels (notamment concernant les poids et mesures)
- par l'importation de la canne à sucre
- par le choix des récipients en fonction de la nature du produit

La science pharmaceutique a donc été préservée, mais aussi enrichie par les propres connaissances du monde arabe. On lui doit également d'avoir préparé les esprits à lui reconnaître sa place légitime à côté de la médecine par l'intérêt manifesté pour l'art pharmaceutique.

3) Dans les faits

Depuis Hippocrate, beaucoup de médecins faisaient préparer leurs médicaments par des auxiliaires et cette méthode allait se généraliser de plus en plus. Dans la Gaule romaine, à l'époque de Galien, on appelait ces médecins qui utilisaient des aides des *pharmaceutae* puis des *pharmacopaei*. En revanche, la majorité des médecins avait depuis longtemps renoncé à la recherche et à la récolte des matières premières.

Pour cette raison, commença à se développer une nouvelle activité ; les rhizotomes grecs ou herbariï latins qui étaient les fournisseurs de plantes médicinales séchées et préparées et les pigmentarii ou seplasiarii qui vendaient les drogues et produits exotiques venant parfois de pays très éloignes.

Parallèlement, les pharmacopoles firent leur apparition, ils confectionnaient et vendaient des préparations composées à la fois aux médecins et au public.

La première utilisation du terme d'apothicaire a été faite au VIe siècle quand le pape Pélage II a interdit aux moines le métier d'apothicaire.

Au Xè siècle, *l'apothecarius* était, le moine du couvent qui était chargé de la pharmacie.

A la fin du XIIIe siècle, on relève dans des écrits l'application du terme apothicaire à un laïc. Il faut attendre le XVe siècle pour que l'appellation soit courante.

A l'origine, les apothicaires étaient des marchands spécialisés dans la vente de matières premières destinées à la préparation des médicaments. Avec les marchands d'épices (les *speciarii),* on les appelait les *espiciaynes* ou *apothicaires* indifféremment selon qu'ils vendaient plus d'épices ou plus de drogues.

Quand les médecins ont délégué l'exécution de leurs prescriptions, l'appellation d'apothicaire a été réservée aux personnes qui préparaient et délivraient les médicaments et qui n'étaient donc plus de simples commerçants.

On ignore encore à quel moment précis a eu lieu la séparation pharmacie/médecine en France, il est probable qu'elle ne soit intervenue qu'à la fin du XIIe siècle et qu'elle ait été très progressive. La seule chose dont on soit à peu près certain concerne les raisons de cette séparation :

- matériellement, il a été progressivement impossible au médecin d'assumer toutes les tâches (les actes médicaux, la recherche des matières premières et la préparation des médicaments). Petit à petit il a renoncé à chercher ses matières premières, a délégué à des aides la préparation des médicaments puis a renoncé à l'exécution des prescriptions.

- intellectuellement, les progrès faits dans les deux disciplines ne permirent plus au médecin d'acquérir les connaissances suffisantes pour exercer les deux arts. L'influence arabe notamment développa et perfectionna à un tel point la pharmacie qu'elle en rendit impossible l'exercice au médecin, qui fut contraint de reconnaître son autonomie.

- moralement, le médecin qui exerçait à ses yeux un art noble délaissait de plus en plus les tâches matérielles comme la préparation des médicaments qu'il déléguait volontiers. De plus, pour être admis dans l'Université de Paris il fallait s'engager à ne pas faire œuvre matérielle ce qui excluait la préparation magistrale des remèdes.

B.   EN FRANCE : LES APOTHICAIRES ET LE RÉGIME CORPORATIF

Une évolution importante et qui a permis à la pharmacie de se détacher un peu plus de la médecine est la création de corporations. Les marchands et artisans de certains métiers décidèrent de se rassembler dans des associations qui réglementaient avec rigueur le temps de travail, la concurrence, la formation professionnelle, la qualité des marchandises. On y développait en plus l'esprit d'entraide entre les différents membres.

En contrepartie, il fallait avoir appris le métier, prouvé sa valeur par l'exécution d'un chef d'œuvre pour pouvoir être reconnu maître du métier et faire partie de la corporation ; nul ne pouvait exercer de métier dans une ville « jurée » sans appartenir à la communauté.

Le régime corporatif sera le régime de la pharmacie en France pendant près de cinq siècles.

1.   À Paris

L'exercice de la pharmacie à Paris était soumis à des réglementations particulières émanant de la Faculté de Médecine et en 1271 l'une d'elle prie les apothicaires de se cantonner à la seule préparation des remèdes et de ne donner à qui que ce soit aucun des susdits remèdes sans la présence d'un médecin, excepté les remèdes vulgaires ».

Une autre en 1322 instaure l'obligation pour les apothicaires de posséder un formulaire et de n'utiliser pour la préparation des remèdes que des drogues de qualité satisfaisante, ni corrompues, ni falsifiées. De plus, les médicaments laxatifs, toxiques ou abortifs ne pouvaient être vendus sans l'ordonnance d'un médecin, ordonnance qui ne pouvait être renouvelée. À cette époque la faculté de médecine a introduit aussi l'inspection des Pharmacies.

Dans un édit du mois d'août 1484, le Roi Charles VIII décide que « *dorénavant le dit mestier des ouvrages et marchandises d'espicerie, apothicairerie, ouvrages de cire et confiture de sucre sera juré* ». Il y a donc réunion au sein de la même corporation de tous les métiers faisant commerce du sucre, d'épices ou de cire. Ceci s'explique naturellement par le fait que toutes ces denrées provenaient de pays lointains par les mêmes intermédiaires. Cependant, la coexistence entre épiciers et apothicaires allait s'avérer difficile, chacune des professions empiétant sans cesse sur le domaine de l'autre. La rivalité ne prit fin d'ailleurs qu'à la séparation complète et définitive des deux corps.

2.   En province

En ce qui concerne la province, c'est surtout un souci de préservation de la santé publique qui a poussé les apothicaires à se regrouper en communautés. Ainsi ils pouvaient garantir la provenance et la bonne qualité des médicaments préparés. De plus ces associations leur apportaient du prestige et leur donnaient plus de poids pour lutter contre les empiétements des autres métiers.

De son côté, le pouvoir royal ne pouvait qu'encourager la formation des communautés pour mettre fin à la confusion régnant parmi toutes les personnes pratiquant la médecine et débitant des médicaments. En effet les corporations d'apothicaires avaient le devoir de dénoncer les abus. Mais cela a aussi permis l'instauration de nouvelles taxes notamment le droit d'admission des nouveaux maîtres, droit d'armoirie...

Dans certaines petites villes les apothicaires ont été contraints de se grouper avec d'autres professions notamment les médecins, chirurgiens, barbiers, drapiers, tisserands pour atteindre un nombre satisfaisant d'adhérents, condition première de la création de la communauté.

La communauté avait pour rôle le contrôle du recrutement de ses membres et de l'application de ses statuts. Sa tâche était en fait la lutte contre le charlatanisme puisqu'elle empêchait la vente de médicaments mal préparés, falsifiés ou gâtés par de prétendus apothicaires qui exerçaient la profession sans en avoir les compétences.

Dans les villes jurées, seuls ceux qui étaient reçus maîtres au sein de la communauté pouvaient exercer la profession. Dans les autres villes, le candidat apothicaire devait subir un examen plus ou moins sérieux pour pouvoir s'installer apothicaire. Il faut remarquer que certains statuts fixaient déjà le nombre maximum des boutiques de la ville.

3. Le serment des apothicaires

On ne sait pas exactement quand il a été instauré, il est probable que ce soit une des plus anciennes confréries. A une époque où la religion guidait la vie de la majorité des gens, ce serment devant Dieu était très important, en effet ne pas le respecter c'était s'exposer à l'excommunication.

Le serment a été maintenu au fil dû temps et a traversé les époques. Il pouvait être prêté devant les maîtres de la faculté de médecine, devant les jurés des apothicaires ou devant le lieutenant de police comme c'était le cas à Paris. A partir de 1353, c'est « en la main de maître du métier » que les apothicaires jurent. En 1631, le Concordat entre la faculté et les apothicaires signe la fin du serment oral et instaure que désormais tout aspirant « promette par écrit ».

On retrouve le principe du serment dans l'article 16 de la loi du 21 Germinal an XI :le pharmacien « doit en outre prêter serment devant le préfet d'exercer son art avec probité et fidélité». C'est la loi du 30 juin 1906 qui a supprimé l'obligation du serment.

Pourtant la tradition estudiantine reste la plus forte ; dans certaines facultés, l'étudiant doit prêter serment au moment de la soutenance de sa thèse de Doctorat en Pharmacie.

C.   LES LUTTES DES APOTHICAIRES

Le régime corporatif a entraîné de nombreux désaccords et de nombreux conflits notamment entre les drapiers et les tisserands mais aussi entre les tapissiers et les merciers. De leur côté, les apothicaires eux aussi ont eu à lutter contre les empiétements d'autres professions.

En 1571, les apothicaires de Paris gagnent un procès contre les merciers à qui ils disputaient l'honneur de porter le dais au-dessus du roi lors de son entrée officielle.

De même, les apothicaires ont eu à se battre pour garder la charge de la vérification et de la garde des poids et des balances, charge qu'ils ont conservée jusqu'en 1777 ; en effet, certains marchands tentant de s'opposer à la vérification de leurs poids, une sentence du 11 août 1655 « oblige les teinturiers-lainiers à subir ce contrôle en rappelant que les épiciers-apothicaires en sont chargés, en tant que gardiens de l'étalon du poids par une concession faite au temps de Saint-Louis».

En 1620, des procès opposent les apothicaires de Paris aux merciers pour le privilège de la vente du fer, de l'acier et du charbon de terre.

En 1626 ils luttent contre les chandeliers pour la vente du suif.

En 1675, c'est pour la vente du poivre, des clous de girofle, de la muscade et de l'huile d'olive.

Mais on note en plus des procès en 1627 contre les huiliers, en 1662 contre les distillateurs, en 1675 contre les vinaigriers, en 1689 contre les fruitiers.

Parallèlement aux différends ayant opposé les apothicaires aux autre corporations, ils ont eu aussi et surtout à lutter contre la concurrence illégale pour préserver leur monopole et réaffirmer leur indépendance, notamment contre les charlatans qui sans aucune compétence offraient à la vente des remèdes secrets inactifs ou le plus souvent dangereux. Ayant envahi les rues de leurs boniments au XVIe siècle, il en

13

restait encore un grand nombre au XVIIe siècle malgré les différents règlements et interdictions. Très écoutés du peuple toujours à l'affût de remèdes nouveaux pour mieux se soigner, les charlatans avaient alors une grande emprise sur les esprits.

Les apothicaires se sont aussi élevés contre le pouvoir royal, notamment contre Louis XIV qui faisait préparer des remèdes par les capucins du Louvre ; sous la direction du Père Tranquille (François-Nicolas Aignan) étaient fabriqués l'eau de la reine de Hongrie (alcoolat de romarin), le baume tranquille (huile de jusquiame composée) et le laudanum de Rousseau (5% d'opium)

Au XVIIIe siècle, les charlatans et les associations charitables pourvoyeuses de remèdes prennent une telle importance que les apothicaires disparaissent carrément dans certaines villes. En 1789, les cahiers de doléances se plaignent de cet état de choses et demandent « *la suppression des abus qui se commettent dans la vente et la distribution des remèdes composés et simples souvent confiés, dans presque toutes les villes, à des marchands épiciers, droguistes et chirurgiens qui n'en ont point la moindre connaissance et dont les quiproquos ont plusieurs fois et font tous les jours frémir d'horreur* ». De fait, la présence de l'apothicaire est une garantie pour la santé publique, garantie fondée sur ses études, sur son long apprentissage professionnel, et assurée aussi par le contrôle sévère dont il est l'objet.

Des procès célèbres, dont un à Lyon et qui dura 130 ans furent aussi engagés contre les religieux. En effet, et sans tenir compte des édits royaux ou arrêts du parlement, ils continuaient à exercer illégalement la pharmacie ; ils fabriquaient de nombreux remèdes secrets et les vendaient à l'extérieur. Les couvents tenaient d'ailleurs de véritables pharmacies.

La corporation contre laquelle les apothicaires eurent le plus à se défendre fut celle des chirurgiens-barbiers ; ils ne se contentaient pas de raser, de pratiquer des saignées, de faire des pansements, ils avaient aussi le droit de vendre des remèdes pour l'usage externe et pour le traitement des maladies vénériennes. Dans certains cas, ils étaient même les seuls habilités à le faire. Cependant, ils se permettaient parfois en toute illégalité de vendre des médicaments pour l'usage interne.

En ce qui concerne les médecins, ils respectaient en règle générale assez bien l'interdiction d'exercer la pharmacie; les différends qui ont opposé les deux professions étaient d'un tout autre ordre; pour les médecins, la pharmacie était un art inférieur et les apothicaires devaient être tenus en tutelle.

On ne peut pas parler d'exercice illégal de la Pharmacie et de concurrence sans parler des épiciers. Leurs querelles incessantes en Ile-de-France incite le roi Charles VIII en août 1484 à promulguer un édit stipulant que « *doresnavant, nul espicier de nostre dicte ville de Paris ne s'en puisse mesler du fait et vacation d'apothicairerie si le dit espicier n'est lui-même apothicaire* ». Réunis au XVe siècle dans la même corporation à Paris et dans certaines villes de province, leur rivalité n'est allée qu'en s'accroissant; cependant, le métier d'apothicaire se spécialisant et devenant de plus en plus scientifique, il s'éloignait progressivement de celui d'épicier.

D.   LES ANNÉES 1775 ET LEURS CHANGEMENTS

1.   L'abolition des corporations

En 1776, les corporations sont abolies, sauf celles des apothicaires, des librairies et imprimeurs conservées « pour des raisons de police et d'ordre public ».

Concernant la pharmacie, « *aucune des drogues dont l'usage peut être dangereux ne pourra être vendue, si ce n'est par les maîtres apothicaires ou par les marchands qui en auront obtenu la permission spéciale et par écrit du lieutenant général de police et de plus à la charge d'inscrire sur un registre paraphé par ledit lieutenant général de police, les noms, qualités et demeures des personnes connues et domiciliées sous peine de mille livres d'amende, même d'être poursuivi extraordinairement suivant l'exigence des cas* ».

a)   *La déclaration Royale du 25 Avril 1777* [1]

La Déclaration royale de Louis XVI signe la séparation complète des deux corporations (apothicaires et épiciers) et reconnaît de façon solennelle que la pharmacie exige des études et des connaissances approfondies.

D'un côté, les maîtres en Pharmacie ne peuvent plus pratiquer le commerce de l'épicerie mais de l'autre, le monopole des pharmaciens est clairement précisé; les épiciers conservent l'autorisation de faire le commerce en gros des drogues simples et de vendre « *au poids médicinal, la Manne, la Casse, la Rhubarbe et le Séné ainsi que les bois et racines, le tout en nature, sans préparation, manipulation ni mixtion* ». Il faut noter qu'il leur est défendu comme à toutes autres personnes de fabriquer, vendre, débiter aucuns sels, compositions ou préparations entrantes au corps humain en forme de médicament.

b)   *La fondation de la Pharmacie moderne*

Parallèlement à la notion de monopole apparaissait celle d'exercice personnel de la pharmacie et celle d'indivisibilité de la propriété et de la gérance de l'officine. Les maîtres en Pharmacie pourront seuls avoir laboratoire et officine ouverte et ils ne pourront se qualifier de maîtres en Pharmacie que tant qu'ils posséderont et exerceront personnellement leurs charges ; toute location ou cession de privilège étant et demeurant interdite à l'avenir, sous quelque prétexte et à quelque titre que ce soit.

Cette Déclaration est considérée comme le point de départ de l'organisation moderne de la Pharmacie française. Pourtant son application ne s'est faite dans un premier temps que pour Paris et ses faubourgs et ne s'est étendue au reste de la France qu'après la chute de la royauté.

E.   UNE RÉGRESSION : LE DECRET D'ALLARDE [2]

Au cours de la période de troubles post révolutionnaire, le 2 mars 1791 l'Assemblée nationale décrète la suppression de tous les droits d'aides, maitrises et jurandes. Ce décret, dont l'auteur était le Baron d'Allarde, économiste, fut porté à l'acceptation du roi et exécuté comme loi du royaume datée du 17 mars 1791.

Par ce décret, les hommes de la Constituante abolissaient maîtrises, jurandes, proclamaient le droit, pour toute personne de faire tel négoce ou d'exercer telle profession, art ou industrie qui lui convenait; l'exercice de la pharmacie redevenait donc libre et les droits perçus pour la réception des maîtrises et jurandes, ceux du Collège de Pharmacie et tous les privilèges de professions, sous quelque dénomination que ce soit étaient également supprimés.

Ce fut l'explosion du charlatanisme et il y eut tant d'abus que six semaines plus tard un nouveau décret daté du 14 avril 1791 rétablissait l'exercice de la Pharmacie dans son état antérieur, dans l'intérêt de la Santé Publique.

« Il ne pourra être délivré de patentes pour la préparation, vente et distribution des drogues et médicaments dans l'étendue du royaume, qu'à ceux qui sont ou pourront être reçus pour l'exercice de la Pharmacie, suivant les statuts et règlements concernant cette profession »

F. UNE RÉVOLUTION : LA LOI DU 21 GERMINAL AN XI (11/04/1803) [3]

Elle a permis de reprendre les grandes lignes de la réglementation de 1777 ; le régime corporatif était remplacé par l'individualisme et l'état était impliqué dans la formation, le recensement et l'inspection des pharmaciens.

Le monopole des pharmaciens était réaffirmé avec deux exceptions toutefois :

- en faveur des officiers de santé dans les communes n'ayant pas d'officine ouverte.

- en faveur des herboristes qui ne pouvaient vendre que certaines drogues végétales simples.

Les dispositions de l'article 25 de la déclaration de 1777 étaient assez générales et se contentaient d'interdire à quiconque « d'ouvrir une officine de pharmacie, de préparer, vendre et débiter aucun médicament, s'il n'a été reçu suivant les formes voulues jusqu'à ce jour ».

Prenant en compte les nombreux conflits connus par le passé, la loi du 21 germinal précise particulièrement dans son article 33 :

« les épiciers et les droguistes ne pourront vendre aucune composition ou préparation pharmaceutique sous peine de 500 livres d'amende. Ils pourront continuer de faire le commerce en gros des drogues simples, sans pouvoir néanmoins en débiter aucune au poids médicinal ».

On peut comprendre qu'une définition aussi floue du monopole ait pu donner lieu à de multiples interprétations et à de nombreux litiges.

Parallèlement le pharmacien « ne pouvait faire dans son officine aucun autre commerce ou débit que celui des drogues ou préparations médicinales ; celles-ci ne pouvaient être vendues que dans les officines, à l'exclusion de toute distribution ou étalage sur la place publique, et seulement sur la présentation d'une ordonnance signée par un médecin ». Il était interdit de vendre des remèdes secrets et les préparations officinales devaient respecter les formules d'un Codex rédigé par les professeurs des écoles de médecine et de pharmacie.

Concernant l'exercice officinal, il n'y pas encore réellement de règlements ; le pharmacien devait se soumettre à quelques impératifs mais on faisait surtout confiance à son sens du devoir professionnel, à son dévouement et à sa dignité pour respecter les règles de déontologie et exercer la profession avec probité.

Ainsi les syndicats professionnels n'hésitaient pas à créer des chambres disciplinaires pour sanctionner les fautes les plus graves et à intenter des actions en justice contre les confrères dont le comportement pouvait porter préjudice à la profession entière.

Plus tard, une ordonnance royale du 20 Septembre 1820 établissait pour raison une liste des substances pouvant être considérées comme médicinales.

G.   LES ANNÉE 1900 ET L'ARRIVÉE DE LA PHARMACOPÉE

Au début du XIXème siècle la pharmacie s'est rapidement développée avec l'arrivée de la « pharmacochimie », qui permettra l'extraction de principes actifs (le plus souvent alcaloïdes), à partir de plantes dites médicinales. Morphine, strychnine, quinine, colchicine, coumarine et digitaline font désormais partie, sous forme purifiée, de l'arsenal thérapeutique utilisable par les médecins, mais aussi, plus ou moins librement, par tout un chacun.

Au début du XXème siècle, l'industrie pharmaceutique fait ses premiers pas, grâce à la modernisation des officines ou à la diversification d'industries textiles ou de colorant. Dans les années 1930 encore, les pharmacies de ville n'hésitent pas à faire une large publicité de leurs produits par le biais des catalogues distribués sur les marchés ou envoyés à domicile. Il est vrai qu'à cette époque l'éventail thérapeutique est plus restreint et que, en termes d'efficacité mais aussi de toxicité, un produit fantaisiste largement promu par rapport à un médicament « sérieux », était nécessairement plus faible qu'aujourd'hui.

Toutefois, les premières molécules, d'origine synthétique, plus performantes et donc plus dangereuses, font progressivement leur apparition : si l'aspirine est commercialisée depuis 1895, les premiers médicaments antiparasitaires apparaissent durant la période 1900 - 1935, tout comme les premiers diurétiques ou les barbituriques, utilisés à l'époque en tant que somnifères.

La publication des pharmacopées officielles témoigne de l'évolution de la thérapeutique. Le Codex Parisien est le premier à paraitre en 1638.

La Pharmacopée est un ouvrage règlementaire destiné à être utilisé par les professionnels de santé. Elle définit notamment les critères de pureté des matières premières ou des préparations entrant dans la fabrication des médicaments (à usage humain et vétérinaire) et les méthodes d'analyses à utiliser pour en assurer leur contrôle. L'ensemble des critères permettant d'assurer une qualité optimale est regroupé et publié sous forme de monographies. Le rôle de la Pharmacopée est de participer à la protection de la santé publique en élaborant des spécifications communes et reconnues pour les matières premières à usage pharmaceutique.

Ces normes font autorité pour toute substance figurant dans la Pharmacopée ; celle-ci constitue un référentiel scientifique régulièrement mis à jour. La Pharmacopée est indispensable à tous les utilisateurs de matières premières pharmaceutiques, aux laboratoires (publics ou privés) chargés de contrôles de qualité et aux services d'enregistrement des médicaments.

La Pharmacopée Française actuellement en vigueur est la 10ème édition. Elle a commencé à être publiée en 1983 et a été régulièrement amendée chaque année. Depuis 1998, la Pharmacopée Française se compose de trois classeurs régulièrement mis à jour. La dernière mise à jour a été publiée en août 2007 : elle intègre le travail de l'année 2006 et de l'année 2007.

La Pharmacopée Européenne, élaborée par la DEQM (Direction Européenne de la Qualité du Médicament et des Soins de Santé qui est une institution du Conseil de l'Europe dont le siège est à Strasbourg). Fondée en 1964 par la Convention relative à l'élaboration de la Pharmacopée Européenne, elle est entrée en vigueur en 1974. Elle a pour but l'élaboration d'une pharmacopée commune, remplaçant ses équivalents nationaux, et permettant une meilleure circulation des médicaments entre ses membres, tout en garantissant mieux leur qualité.

La Pharmacopée européenne est une référence essentielle dans l'évaluation des données relatives à la qualité dans les dossiers d'AMM nationaux et européens des médicaments auxquels se réfèrent toujours les directives révisées (directives

2001/82/CE et 2004/28/CE pour les médicaments à usage vétérinaire et directives 2001/83/CE, 2003/63/CE et 2004/27/CE pour les médicaments à usage humain). C'est l'outil scientifique de standardisation et de santé publique avec une valeur juridique opposable dont le non-respect est punissable par les autorités judiciaires.

Les normes de la Pharmacopée européenne s'appliquent à tous les médicaments quels qu'en soient leur origine (chimique, biologique ou à base de plantes), leur mode de production (médicaments issus des biotechnologies ou de manipulation génétique) ou leur type : médicaments homéopathiques, originaux ou génériques, vaccins, etc. Elle comporte plus de 2 000 monographies sur des préparations et substances et près de 300 méthodes générales d'analyse et 2 400 réactifs. La Pharmacopée Européenne actuellement en vigueur est la 6ème édition.

II. CADRE REGLEMENTAIRE

A. ELABORATION PROGRESSIVE DE LA DEFINITION DU MEDICAMENT

Avant d'arriver à la définition du médicament telle, que nous, la connaissons aujourd'hui, il y eut de nombreuses étapes, chacune s'adaptant aux exigences du moment et précisant certains points, par rapport à la précédente. Mais cela ne s'est pas fait en un jour.

Il convient donc d'étudier successivement les différents textes depuis la définition du 11 septembre 1941, où les notions de médicament et de monopole se trouvaient entremêlées, jusqu'à la définition actuelle où elles correspondent à deux articles bien distincts du CSP. La séparation des concepts de monopole et de médicament semble par ailleurs bien plus logique ; ainsi un médicament fait obligatoirement partie du monopole mais il y a dans ledit monopole de nombreux cas qui ne sont pas des médicaments. Nous voyons donc qu'il est dangereux de résumer le monopole des pharmaciens aux médicaments seuls car il est fait alors une application trop restrictive de la loi...

1) 1ère définition légale du médicament

a) *Loi du 11 septembre 1941 (JO du 20 septembre)* [4]

Cette loi, imposée de façon autoritaire par le gouvernement de Vichy est très importante puisqu'elle représente la première définition légale du médicament en droit français elle :

- Reconnaît et réglemente l'industrie pharmaceutique.
- Limite le nombre d'officines.
- Réorganise l'inspection des pharmacies.
- Consacre le monopole et le renforce par la suppression des herboristes et par une limitation plus stricte du nombre des médecins propharmaciens.
- Précise les conditions de l'exercice personnel et les règles commerciales de la pharmacie.
- Crée une organisation obligatoire chargée des intérêts matériels et moraux de la profession pour remplacer les syndicats dissous.

Dans cette définition se trouvent entremêlées les notions de définition du médicament et de monopole pharmaceutique.

« Sont réservés aux pharmaciens (...):

La préparation des médicaments destinés à l'usage de la médecine humaine: c'est à dire toute drogue, substance ou composition présentée comme possédant des propriétés curatives ou préventives à l'égard des maladies humaines et conditionnée en vue de la vente au poids médicinal.

Sont considérés comme médicaments les produits diététiques qui renferment dans leur composition des substances chimiques ou biologiques ne constituant pas par elles-mêmes des aliments, mais dont la présence confère à ces produits soit des propriétés recherchées en thérapeutique diététique soit des propriétés de repas d'épreuve

Les produits hygiéniques, s'ils ne contiennent pas de substances soumises à la loi du 12 juillet 1916 relative à la vente des substances vénéneuses, les produits utilisés pour la désinfection des locaux et pour la prothèse dentaire ne sont pas considérés comme médicaments ».

Il ne faut pas perdre de vue que le monopole pharmaceutique (et à travers lui l'exercice illégal de la pharmacie) n'est qu'une conséquence directe de la définition du médicament ; il est donc logique de les associer mais pas de les confondre.

2) Évolutions de cette définition du médicament

a)   *Ordonnance du 4 février 1959 (ordo N°50-250, JO du 8 février* [5]

On entend par médicament toute drogue, substance ou composition présentée comme possédant des propriétés curatives ou préventives à l'égard des maladies humaines et conditionnée en vue de l'usage au poids médicinal, ainsi que tout produit destiné à être administré à l'homme en vue du diagnostic médical et tout produit diététique qui renferme dans sa composition des substances chimiques ou biologiques ne constituant pas par elles-mêmes des aliments, mais dont la présence confère à ce produit des propriétés spéciales recherchées en thérapeutique.

Les produits hygiéniques s'ils ne contiennent pas de substances vénéneuses, les produits utilisés pour la désinfection des locaux et pour la prothèse dentaire ne sont pas considérés comme des médicaments ».

Les deux notions de définition du médicament et de monopole pharmaceutique apparaissent alors dans deux articles différents. En effet la définition du médicament est séparée de l'énumération des matières dont la vente est réservée aux pharmaciens, afin de faire ressortir sans ambiguïté que cette définition est valable dans toute la suite du code et non pas seulement dans cette énumération. Pour la première fois sont pris en compte les produits pouvant être administrés à l'homme dans un but de diagnostic médical. Cette qualification avait été jusque là refusée par les tribunaux notamment par un arrêt de la Cour de Paris portant sur des produits de contraste (Paris, 27 juin 1958)

3) Définition européenne et intégration en droit français

a) Directive du 26 janvier 1965 [6]

La situation était encore assez disparate en Europe; l'Allemagne, la Belgique, les Pays-Bas possédaient une définition législative du médicament alors que certains pays comme l'Italie ou la Grande Bretagne en étaient dépourvus. Pour permettre la circulation des produits pharmaceutiques, le Conseil de la Communauté Économique Européenne fut contraint d'adopter une directive le 26 janvier 1965.

Article premier :

«Il faut entendre par médicament toute substance ou composition présentée comme possédant des propriétés curatives ou préventives à l'égard des maladies humaines ou animales.
Toute substance ou composition pouvant être administrée à l'homme ou à l'animal en vue d'établir un diagnostic médical ou de restaurer, corriger ou modifier des fonctions organiques chez l'homme ou l'animal est également considérée comme médicament ».

b) Adaptation en droit français

Elle a été réalisée par l'ordonnance du 23 septembre 1967. [7]

« On entend par médicament toute substance ou composition présentée comme possédant des propriétés curatives ou préventives à l'égard des maladies humaines ou animales, ainsi que tout produit pouvant être administré à l'homme ou à l'animal, en vue d'établir un diagnostic médical ou de restaurer, corriger ou modifier leurs fonctions organiques.
Sont notamment des médicaments les produits hygiéniques contenant des substances vénéneuses et les produits diététiques qui renferment dans leur composition des substances chimiques ou biologiques ne constituant pas par elles-

mêmes des aliments, mais dont la présence confère à ces produits soit des propriétés spéciales recherchées en thérapeutique diététique, soit des propriétés de repas d'épreuve. Les produits utilisés pour la désinfection des locaux et pour la prothèse dentaire ne sont pas considérés comme des médicaments.
Les médicaments vétérinaires sont soumis à la législation particulière les concernant ».

c)   *Analyse des textes*

Il introduit quatre nouveaux concepts par rapport au texte de 1949 :

- La prise en compte du médicament vétérinaire.

La soumission de ce type de produits à un régime particulier ne fait que mettre en phase la législation avec les réalités du moment.

- L'introduction de nouvelles catégories de médicaments destinés à «restaurer, corriger ou modifier » les fonctions organiques.

Dans la définition générale c'est une conséquence de l'évolution scientifique et elle a permis notamment de réglementer les contraceptifs oraux.

- l'abandon du terme de drogue.

Il fut remplacé par celui de substance et la justification de cette modification fut faite par de nombreux auteurs.

- L'abandon de l'exigence du conditionnement « en vue de l'usage au poids médical».

Il convient là d'expliquer brièvement ce qu'est le poids médicinal :

Sous l'Ancien Régime, les apothicaires employaient des unités de poids médicinal identiques à celles utilisées dans le commerce. Le passage systématique au système métrique après la révolution vida l'expression de tout son sens : que fallait-il entendre par poids médicinal puisque cette notion persistait encore dans les textes ?

Le 16 décembre 1836, un arrêt précise que le poids médicinal représente la vente au détail de drogues et préparations médicamenteuses. Le 26 juillet 1873, un autre arrêt signifie qu'il faut entendre par poids médicinal tout débit en vue d'un emploi curatif nettement caractérisé et démontré par les circonstances». Il désigne donc l'usage thérapeutique du médicament.

Une instruction ministérielle du 30 août 1943 revient à l'aspect matériel de la notion de poids médicinal pour l'application de la loi du 11 septembre 1941, on entend par poids médicinal la quantité de produit délivrée habituellement par le pharmacien sur ordonnance médicale. Il ne fallut pas longtemps pour s'apercevoir que cette définition donnait lieu à de nombreux litiges. Le 8 janvier 1970, la Cour de Cassation mit fin à la controverse: le conditionnement au poids médicinal concerne un produit en vue d'un emploi curatif; la substance n'étant pas conditionnée au kilogramme ou à la livre, ainsi qu'il est d'usage pour la vente des produits alimentaires, mais étant dosée au poids nécessaire pour effectuer une cure. La suppression de l'exigence du conditionnement en vue de l'usage au poids médical permet donc une définition plus large du médicament puisque la notion de médicament perd entièrement son caractère quantitatif.

4) 1ère modification touchant au monopole pharmaceutique

La présence dans des produits d'hygiène ou de parfumerie de certaines substances ajoutées, même à doses très faibles, pour obtenir une meilleure stabilité ou une meilleure conservation, confère à ces préparations le caractère de médicament. De même l'adjonction à des produits alimentaires de quelques substances chimiques ou biologique que ce soit à des doses infinitésimales, une vitamine par exemple, transforme ces produits en médicaments si le fabricant fait mention de propriétés diététiques.

Ces mesures ont pour effet d'accroître, le plus souvent sans motif valable pour la santé publique, le monopole des pharmaciens. Elles sont difficilement respectées car insuffisamment fondées et apparaissent en contradiction avec les autres pays de la Communauté Economique Européenne et dans la plupart des autres pays voisins.

La loi du 31 décembre 1971 fixe une liste de substances vénéneuses et de doses d'exonération au-dessous desquelles la qualification de médicament n'a pas lieu d'être.

B. LE CODE DE LA SANTÉ PUBLIQUE (CSP)

Le Code de la santé publique (CSP) français, créé en 1953, a été refondu par ordonnance en 2000 pour la partie législative et par cinq importants décrets pour la partie réglementaire entre 2003 et 2005.

Il comporte six parties, elles-mêmes divisées en livres, titres, chapitres et articles :

1. le droit des personnes en matière de santé (droit des malades hospitalisés ou non, droit bioéthique, environnement et santé)
2. le droit particulier propre à certaines populations (mère - interruption volontaire de grossesse et aide médicale à la procréation - et enfant);
3. le droit particulier propre à certaines maladies (maladies mentales, sida) et dépendances (tabagisme, alcoolisme, toxicomanie);
4. le droit des professions de santé (professions médicales, professions pharmaceutiques, auxiliaires médicaux);
5. le droit des produits de santé (médicaments, produits apparentés dont cosmétiques et dispositifs médicaux);
6. le droit des établissements et services de santé (droit hospitalier, laboratoires d'analyses de biologie médicale, transports sanitaires).

Chacune des parties se termine par un livre consacré au droit applicable aux collectivités d'outre-mer soumises au principe de la spécialité législative avec les adaptations correspondantes.

La profession pharmaceutique de pharmacien d'officine répond à la 4ème partie : « Le droit des professions de santé » et est concerné par le Livre 2

1) Définition du médicament (article L-5111-1) [8]

Après de multiples modifications concernant notamment la pharmacie vétérinaire et les produits cosmétiques et d'hygiène corporelle, l'article L5111-1 offre une définition plutôt complexe du médicament qui date du 26 Février 2007:

« On entend par médicament toute substance ou composition présentée comme possédant des propriétés curatives ou préventives à l'égard des maladies humaines ou animales, ainsi que tout produit pouvant être administré à l'homme ou à l'animal, en vue d'établir un diagnostic médical ou de restaurer, corriger ou modifier leurs fonctions organiques.

Sont notamment considérés comme des médicaments :
- *Les produits visés à l'article L658-1 du présent livre : Contenant une substance ayant une action thérapeutique au sens de l'alinéa 1er ci dessus ou contenant des substances vénéneuses à des doses et concentrations supérieures à celles fixées par la liste prévue par l'article L658-5 du présent livre ou ne figurant pas sur cette liste ;*
- *Les produits diététiques qui renferment dans leur composition des substances chimiques ou biologiques ne constituant pas par elles-mêmes des aliments, mais dont la présence confère à ces produits soit des propriétés spéciales recherchées en thérapeutique diététique, soit des propriétés de repas d'épreuve.*
- *Les produits utilisés pour la désinfection des locaux et pour la prothèse dentaire ne sont pas considérés comme des médicaments.*

Les médicaments vétérinaires sont soumis aux dispositions du chapitre III du Titre II du présent livre ».

2) Homogénéisation des articles du CSP (ordonnance du 15 juin 2000)[9]

C'est l'ordonnance n°2000-548 du 15 juin 2000 qui est à l'origine de la modification de la partie législative du Code de la Santé Publique, elle a permis une homogénéisation et une réorganisation rationnelle des différents articles. La définition actuelle du médicament est donc la suivante :

«On entend par médicament toute substance ou composition présentée comme possédant des propriétés curatives ou préventives à l'égard des maladies humaines ou animales, ainsi que tout produit pouvant être administré à l'homme ou à l'animal, en vue d'établir un diagnostic médical ou de restaurer, corriger ou modifier leurs fonctions organiques.

Sont notamment considérés comme des médicaments les produits diététiques qui renferment dans leur composition des substances chimiques ou biologiques ne constituant pas par elles-mêmes des aliments, mais dont la présence confère à ces produits soit des propriétés spéciales recherchées en thérapeutique diététique, soit des propriétés de repas d'épreuve.

Les produits utilisés pour la désinfection des locaux et pour la prothèse dentaire ne sont pas considérés comme des médicaments ».

On voit qu'il y a trois notions différentes concernant le médicament au sein de l'article L 5111-1; ainsi on peut distinguer :

- le médicament par présentation, présenté comme ayant une action thérapeutique. Il peut par conséquent induire le consommateur en erreur et l'éloigner d'une consultation médicale.
- le médicament par fonction (ou médicament par destination) qui a des propriétés attendues ou reconnues.
- Le médicament par composition dont les composants imposent une vente dans des conditions spécifiques.

C. LE CODE DE DEONTOLOGIE

Le Conseil National de l'Ordre des Pharmaciens est chargé par la loi (art. L 4235-1 du Code de la Santé Publique) de préparer un code de déontologie qui est dicté par le Premier Ministre sous la forme d'un décret en Conseil d'État.

Ce code est un ensemble de 77 articles insérés dans le code de la santé publique (art. R. 4235-1 à R. 4235-77). Il s'impose à tous les pharmaciens inscrits au tableau de l'Ordre.

Les infractions à ses règles sont passibles d'une sanction disciplinaire: avertissement, blâme, interdiction d'exercice temporaire ou définitive. Ces sanctions sont indépendantes des poursuites civiles ou pénales qui pourraient, dans certains cas, s'y ajouter.

Pour les pharmaciens des hôpitaux publics ou des laboratoires d'analyses médicales publics, les poursuites ordinales supposent la demande ou l'accord des autorités administratives concernées.

Les pharmaciens des ministères de la santé, de l'éducation nationale, des armées ou de l'Agence française de sécurité sanitaire des produits de santé ne sont pas inscrits au tableau de l'Ordre. Ils ne relèvent donc pas de l'Ordre pour leur discipline.

D. LE MONOPOLE PHARMACEUTIQUE

Comme nous l'avons vu précédemment, le législateur français a voulu une application extensive de la notion de médicament et de monopole pharmaceutique. Il a été guidé dans ses choix par une volonté de protection de la Santé Publique et des consommateurs.

Pourtant, et malgré toutes les tentatives faites par le lobbing des directeurs de commerces de grande distribution pour prouver le contraire, le monopole des pharmaciens est bien compatible avec l'article 30 du Traité de Rome relatif à la libre circulation des marchandises; en effet il affecte de la même manière les produits nationaux et les produits importés d'autres états membres.

Initialement défini à l'article L512-1 du CSP, le monopole pharmaceutique trouve actuellement définition à l'article L4211-1 de la nouvelle codification de la partie législative du CSP. [10]

Il convient d'étudier en détail cet article pour nous rendre compte qu'il regroupe d'une part des médicaments et d'autre part un grand nombre d'opérations et de produits médicamenteux.

« Sont réservés aux pharmaciens, sauf les dérogations prévues aux articles du présent code :

1/ La préparation des médicaments destinés à l'usage de la médecine humaine

2/ La préparation des objets de pansements et de tous articles présentés comme conforme à la Pharmacopée, la préparation des insecticides et acaricides destinés à être appliqués sur "homme, la préparation des produits destinés à l'entretien ou l'application des lentilles oculaires de contact

3/ La préparation des générateurs, trousses et précurseurs mentionnés à l'article L 5121-1

4/ La vente de gros, la vente au détail et toute dispensation au publie des médicaments, mentionnés aux 1ᵉ, 2ᵉ et 3°

5/ La vente des plantes médicinales inscrites à là Pharmacopée, sous réserve des dérogations établies par décret

6/ La vente au détail et toute dispensation au public des huiles essentielles dont la liste est fixée par décret ainsi que leurs dilutions et préparations ne constituant ni des produits cosmétiques, ni des produits à usage ménager, ni des denrées ou boissons alimentaires

7/ La vente au détail et toute dispensation au public des aliments lactés diététiques pour nourrissions et des aliments de régime destinés aux enfants du premier âge, c'est à dire de moins de quatre mois, dont les caractéristiques sont fixées par arrêté des ministres chargés de la consommation et de la santé

8/ La vente au détail et toute dispensation de dispositifs médicaux de diagnostic in vitro destinés a être utilisés par le public.

La fabrication et la vente en gros des drogues simples et des substances chimiques destinées à la pharmacie sont libres, à condition que ces produits ne soient jamais délivrés directement aux consommateurs pour l'usage pharmaceutique et sous réserve des règlements particuliers concernant certains d'entre eux.

E. L'EXERCICE ILLEGAL DE LA PHARMACIE

1) Selon l'ancienne législation

Texte de base : **article L 577** [11]

Quiconque se sera livré sciemment à des opérations réservées aux pharmaciens sans réunir les conditions exigées pour l'exercice de la pharmacie sera puni d'une amende de 30 000 francs et d'un emprisonnement de six mois ou de l'une de ces deux peines seulement.

Article L51 (Il vient compléter l'article précédent).

Sans préjudice des dispositions des articles L517 et L556 et hors le cas prévu à l'article L567, sont punies d'une amende de 25 000 francs et en cas de récidive d'une amende de 50 000 francs et d'un emprisonnement de trois mois ou de l'une de ces deux peines seulement, toutes infractions aux dispositions des chapitres I, IV, et V du titre 1, des chapitres 1 et II et de la section III du chapitre IV du titre II, des chapitres I et II du titre IV du présent livre, à l'exception des articles L512 et L581 à L588.

Sont punies des mêmes peines les infractions aux dispositions des décrets en conseil d'état prévus aux articles L600 et L605, ainsi qu'aux dispositions de l'article L658-11 ».

Article L519 concernant la fermeture des établissements [13]

Le tribunal pourra en outre, et dans les cas visés aux articles L517 et L518 précédents, ordonner la fermeture temporaire ou définitive de l'établissement.

Lorsque l'autorité judiciaire aura été saisie d'une poursuite par application des mêmes articles, le préfet pourra prononcer la fermeture provisoire de l'établissement.

2) Selon la nouvelle législation [13]

Le texte général réprimant l'exercice illégal se trouve désormais à l'article L4223-1.

Le fait de se livrer à des opérations réservées aux pharmaciens, sans réunir les conditions exigées pour l'exercice de la pharmacie, est puni d'un an d'emprisonnement et de 100 000 francs d'amende.

Les personnes morales peuvent être déclarées pénalement responsables dans les conditions prévues par l'article 121-2 du code pénal de l'infraction définie au présent article (...)

Différentes infractions trouvent place dans le titre I du livre II :

- art L4212-1 concernant les irrégularités commises dans l'exercice de la pharmacie (notamment en cas de délivrance de médicaments autres que ceux prescrits au cours de la consultation où à des personnes auxquelles le médecin propharmacien ne donne pas de soin, ou au domicile d'un malade situé dans une localité non mentionnée dans l'autorisation prévue à l'article L 4211-3)
- art L4212-2 concernant la dispensation à domicile des gaz à usage médical
- art L4212-3 concernant la préparation ou la délivrance des allergènes préparés pour un seul individu
- art L4212-4 concernant l'exercice de l'herboristerie
- art L4212-5 concernant la vente de plantes médicinales en dehors des officines de pharmacie et des herboristeries

- art L4212-7 concernant la collecte auprès du public des médicaments non utilisés (elle doit être faite par une association à but non lucratif sous la direction d'un pharmacien).

En général, la peine encourue est une amende de 3750 euros et 7500 euros en cas de récidive.

La fermeture de l'établissement peut être prononcée (article L4212-8).

3) Eléments constitutifs

a) Conditions exigées pour exercer le métier de pharmacien

« *Nul ne peut exercer la profession de pharmacien s'il n'offre toutes les garanties de moralité professionnelle et s'il ne réunit les conditions suivantes :*
- *être titulaire du diplôme d'Etat français de docteur en pharmacie ou du diplôme d'Etat français de pharmacien. Ce diplôme doit être enregistré sans frais à la Préfecture*
- *être de nationalité française, citoyen andorran, ressortissant de l'un des états membres de la Communauté Economique Européenne ou ressortissant d'un pays dans lequel les Français peuvent exercer la pharmacie lorsqu'ils sont titulaires du diplôme qui en ouvre l'exercice aux nationaux de ce pays*
- *être inscrit à l'Ordre des pharmaciens* »

b) Elément intentionnel

Il revient aux juges de déterminer si le prévenu a agi ou non en connaissance de cause. L'élément intentionnel est facile à caractériser dans certains cas: par exemple, la cour de cassation s'étant prononcée environ vingt fois en dix ans en faveur de l'appartenance au monopole de l'éosine aqueuse et de l'alcool à 70°, il semble difficile de croire en la bonne foi de la grande distribution quand elles affirment que l'intention délictueuse est absente!

Par contre, il existe d'autres produits, dont le statut est un peu plus ambigu et pour lesquels la jurisprudence est absente ou peu alimentée. Dans ces cas-là c'est à la cour de décider, attendu les éléments en sa possession, si l'élément intentionnel existe réellement et de se faire sa propre idée du litige.

Il faut remarquer que dans la nouvelle codification du CSP le mot «sciemment» n'apparaît plus dans le texte servant à caractériser le délit d'exercice illégal de la pharmacie. Pour cette raison, il sera intéressant de suivre l'évolution de la jurisprudence des prochaines années pour voir si la suppression de cet adverbe pourra constituer un avantage pour la profession ou si les juges continueront à considérer l'élément intentionnel comme une condition essentielle de l'exercice illégal de la pharmacie.

F. LES STRUCTURES DE DISTRIBUTION

1) Exemple des structures de distribution, en dehors du secteur de la pharmacie, en France :

a)   Dans le commerce de détail en général

Les différents systèmes de distribution (méthodes d'acheminement des biens et des services des producteurs aux acheteurs) sont :

*- **Le commerce indépendant isolé**, composé essentiellement de petites entreprises souvent familiales qui a difficilement résisté aux nouvelles formes de distribution.*

*- **Le commerce indépendant organisé ou commerce indépendant associé** qui maintient l'indépendance juridique du commerçant, propriétaire de l'unité de vente qu'il exploite, dans le cadre d'un réseau dont il est membre. Le commerce indépendant organisé comprend notamment les **chaînes volontaires** * (SPAR, France Droguerie), la **concession** et la **franchise**.*

*UNE CHAINE VOLONTAIRE (CREEE A L'INITIATIVE DES GROSSISTES) SE COMPOSE D'UNE CENTRALE D'ACHAT, D'UN GROUPEMENT DE GROSSISTES ET D'UNE ASSOCIATION DE DETAILLANTS. CE SYSTEME CREE UN ETAT DE DEPENDANCE DES DETAILLANTS VIS-A-VIS DE LEURS PARTENAIRES TEL QUE LA RELATION S'APPROCHE DU SUCCURSALISME. CETTE FORME DE DISTRIBUTION A QUASIMENT DISPARU

*- **Le commerce intégré, ou succursalisme** qui est l'aboutissement de la réussite d'un commerçant performant qui multiplie ses unités de vente dont il reste le propriétaire en créant **une chaîne** (Parmi les réseaux succursalistes, on trouve la FNAC, Carrefour, DARTY, CASTORAMA...).*

Selon le dictionnaire LAROUSSE le mot « chaîne » correspond à un «*ensemble d'établissements commerciaux de même nature appartenant à une même entreprise* ».

Ce terme chaîne est utilisé de manière inappropriée par les journalistes et le grand public. Il faut lui préférer les termes sans équivoque de « commerce intégré » ou « succursalisme ». L'adjectif « intégré » exprime le fait que les entreprises de distribution remplissent à la fois les fonctions de grossiste et de détaillant (intégration verticale).

Conséquences de cette définition :

=> Le point de vente appartient à une personne morale et non pas à une personne physique.

=> L'exploitant de la « boutique » enchaînée est un gérant salarié et non pas un indépendant assumant financièrement son investissement.

=> Dans le cadre des officines, les chaînes nécessitent l'ouverture du capital des pharmacies à des capitaux extérieurs.

(2) Exemples français dans des secteurs autres que celui de la pharmacie

Dans le secteur de la parfumerie, nous pouvons citer les succursales SEPHORA. Le capital de la société SEPHORA appartient à des investisseurs (Groupe LVMH) côtés en bourse. Le responsable du point de vente est un salarié.

Dans un tout autre domaine, la restauration rapide, le réseau intégré incontournable est Mac DONALD. C'est le groupe qui construit les murs. Il est donc propriétaire du fond de commerce.

- Limitations françaises au développement des chaînes

Notion de propriété commerciale

Le droit du fond de commerce a été construit à partir d'une réalité socio-économique totalement étrangère à celle de la distribution intégrée. Pour le législateur du début du siècle, le fond de commerce désignait la boutique composée de quelques droits mobiliers rassemblés par un commerçant indépendant. Au sein du patrimoine de ce dernier, le fond de commerce représentait une certaine richesse et le produit d'un travail personnel ayant consisté à sélectionner, réunir et organiser un ensemble d'éléments autour d'un objectif de conquête et de conservation d'une clientèle (importance du travail personnel du détaillant dans la création de l'exploitation).

La situation du distributeur intégré est fort différente. Sans doute pourvoit-il, comme le détaillant d'autrefois au financement des investissements nécessaires. Mais il n'est plus le seul à œuvrer. Son rôle peut même être très réduit au point que l'essentiel de sa contribution est de mettre en mouvement une exploitation dont les caractéristiques majeures ont été définies par un concédant. Un jugement du tribunal d'Evry a précisé qu'un franchisé AVIS ne pouvait « prétendre à la propriété d'une clientèle propre et autonome ». La cour de cassation a confirmé cette position en déclarant qu'est propriétaire du fond de commerce, celui qui a créé l'exploitation.

c) *Franchises*

(1) Définition

Selon, le dictionnaire de la langue française ROBERT, le mot « franchise » correspond à « *l'état de ce qui est franc, c'est à dire de condition libre dans le sens de l'abandon d'une servitude (par opposition au succursalisme)* ».

L'Union française des coopératives de commerçants (UFCC) définit la franchise comme un réseau organisé par une entreprise « franchiseur » qui concède contractuellement sa marque et un savoir-faire à d'autres entreprises dites franchisées.

La franchise est un système de distribution selon lequel une entreprise personnelle, à capitaux propres, est dirigée comme si elle était un élément d'une vaste organisation, avec une marque nationale, une enseigne, des équipements, des produits et des services standards. La franchise est la reproduction d'un modèle en autant de fois qu'il y a d'unités à la même enseigne.

La définition la plus complète et qui fait référence est celle défini par le code de déontologie européen de la franchise (créé en 1972 puis remis à jour par l'European Franchise Fédération):

« La franchise est un système de commercialisation de produits et/ou de services et/ou de technologies, basé sur une collaboration étroite et continue entre des entreprises juridiquement et financièrement distinctes et indépendantes, le franchiseur et ses franchisés, dans lequel le franchiseur accorde à ses franchisés le droit, et impose l'obligation d'exploiter une entreprise en conformité avec le concept du franchiseur. Le droit ainsi concédé autorise et oblige le franchisé, en échange d'une contribution financière directe ou indirecte, à utiliser l'enseigne et/ou la marque de produits et/ou de services, le savoir-faire, et autres droits de propriété intellectuelle, soutenu par l'apport continu d'assistance commerciale et/ou technique, dans le cadre et pour la durée d'un contrat de franchise écrit, conclu entre les parties à cet effet ».

Notons qu'aux Etats-Unis, le terme « franchising » recouvre toute forme de relation commerciale permettant l'échange d'un nom ou d'une marque de fabrique. La notion est donc extrêmement large.

D'un point de vue stratégique, pour un entrepreneur, la franchise est une stratégie d'entreprise qui permet de développer un réseau national ou international en s'appuyant sur des leviers (marketing, financiers, opérationnel, humain, innovateur) par le transfert d'un savoir-faire (original, reproductible, transférable, durable, protégeable, performant) à des entrepreneurs (indépendants, sous une enseigne commune, dans une démarche marketing cohérente et complète avec des profits partagés).

La franchise présente les caractéristiques de l'indépendance juridique du commerce associé mais elle s'apparente au commerce intégré par l'homogénéité des politiques commerciales. Le franchisé est intégré dans un réseau. Ceci donne a tord au public l'impression du succursalisme.

(2)   Exemples français dans d'autres secteurs

Données chiffrées :

Dès les années 30, les Laines PINGOIN utilisent le système de la franchise. En France, les franchises se sont réellement développées à partir des années soixante-dix (création de la fédération française de la franchise en 1971). Comme le montre le graphique ci-après, la franchise est un système d'entreprise commerciale en progression.

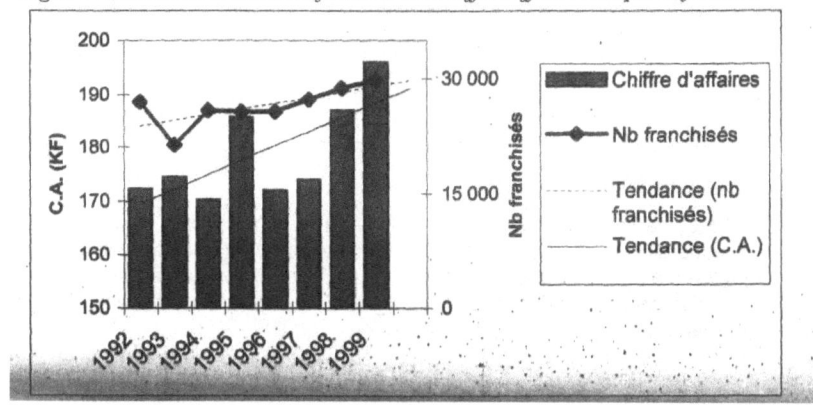

Figure 14 : Evolution du nombre de franchisés et du chiffre d'affaire réalisé par les franchises

Nous pouvons citer parmi les principaux réseaux français de franchises :
- PHILDAR   1 240 magasins
- CINQ A SEC   575 magasins
- CENTURY   21 540 magasins
- Alain AFFLELOU 421 magasins
- Yves ROCHER   381 magasins

Législation française de la franchise

Il n'existe pas à proprement parler de "droit de la franchise". Ce système de distribution moderne obéit naturellement au droit commercial, au droit des marques, au droit social, au droit pénal, etc. Cependant, plusieurs textes européens et français permettent de bien situer la franchise dans son environnement commercial.

La première intervention normative d'une autorité publique dans le domaine de la franchise est l'adoption par la commission européenne du règlement communautaire 4087/88 du 30 novembre 1988 (véritable code de la franchise). En 1989, la loi dite "Doubin", loi spécifique au commerce associé (groupement, concession, coopérative, franchise, etc.) est adoptée Elle permet au candidat à la recherche d'une activité au sein d'un réseau de se faire une idée précise de l'enseigne qu'il compte rejoindre avant tout engagement...

L'arrêté du 21 février 1991 (dit « Neiertz ») consacre l'indépendance des franchisés en les obligeant à faire apparaître, tant à l'intérieur qu'à l'extérieur de leur unité de vente, comme sur tous les documents commerciaux, leur qualité de commerçant indépendant.

Arrêté du 21 février 1991 relatif à l'information du consommateur dans le secteur de la franchise.

« *Toute personne vendant des produits ou fournissant des services, liée par un accord de franchise à un franchiseur, doit informer le consommateur de sa qualité d'entreprise indépendante de manière lisible et visible sur l'ensemble des documents d'information notamment de nature publicitaire ainsi qu'à l'intérieur et à l'extérieur du lieu de vente.* »

Le Code de déontologie de la franchise quant à lui, d'une portée européenne, est un code d'usage dans la profession, reconnu aujourd'hui par la plupart des opérateurs économiques mais aussi par les tribunaux.

Règlement d'exemption globale pour les accords de franchise dû 30/11/1988 :

(Règlement (CEE) n°4087/88 de la commission du 30 novembre 1988) [14]

Au début des années quatre-vingt, la franchise est jugée comme une pratique anticoncurrentielle car elle semble en parfait désaccord avec l'article 85-1 du Traité de Rome, article de base de la réglementation de la concurrence dans la CEE.

L'arrêt de la Cour du Luxembourg du 26 janvier 1986 concernant "l'affaire Pronuptia" reconnaît officiellement un droit de cité à la franchise en Europe considérant qu'elle ne porte pas en soi atteinte à la concurrence. Les contrats de franchise ne sont donc pas a priori et systématiquement contraires au droit européen. Après cinq exemptions individuelles demandées par des franchiseurs (Pronuptia, Yves Rocher, Computerland, Charles Jourdan, Master Services), le législateur européen a élaboré un règlement d'exemption globale pour la franchise. Le Règlement d'exemption globale pour les accords de franchise a été publié par la Commission de Bruxelles. Il est entré en vigueur en 1989. Il permet d'exempter les réseaux de franchise de l'interdiction qui les frappait au vu de l'article 85-1 du Traité de Rome. Il fixe les conditions que doivent remplir les systèmes de franchise pour en bénéficier (Cf. arrêté Neiertz cité plus haut).

(3)   Intérêts et limites

La franchise veut concilier les aspirations à l'indépendance juridique du petit commerce avec les impératifs de la grande distribution. Il y a indépendance juridique mais dépendance économique.

La dépendance économique du franchisé est aussi risquée au cas où le franchiseur dépose son bilan.

Avantages du système de la franchise

Le système de la franchise concilie les deux principales attentes des consommateurs :

- les bienfaits du commerce traditionnel (la proximité…)
- l'assurance d'une grande enseigne.

Si nous listons les avantages de la franchise pour le commerçant en général, nous remarquons des points communs avec les avantages des groupements pour les pharmaciens.

Avantages de la franchise

Source : Salon international de la franchise - Mars 2000

Une marque connue,
une exclusivité de produit,
une exclusivité d'implantation,
des produits ou services spécifiques,
un savoir-faire particulier,
une formation,
une assistance
une publicité nationale
Des outils publicitaires (PLV, affiches, mailings...)
des recommandations commerciales (dates méthodes
des outils de gestion
des conditions de prix,   .
un effet de masse,
des économies d'échelle,
une logistique de groupe
un bon moyen de bien s'entourer...

Le franchisé accède à une maîtrise professionnelle supérieure à celle de l'homme de métier isolé grâce à la formation, aux conseils et à l'assistance permanents, aux outils pédagogiques.

Les obligations et exigences du franchisé

Etre franchisé présente donc des avantages, mais également des obligations dont certaines peuvent être considérées comme des inconvénients :

- Adapter le point de vente aux normes du réseau et en régler le prix,
- Respecter l'image du réseau (couleur, enseigne, présentation.,.),
- Adopter les normes de communication (publicité, papeterie...),
- Ne vendre que des produits référencés,
- Respecter la politique commerciale du franchiseur,
- Participer à la vie du réseau (réunions, questionnaires, séminaires...),
- Ne jamais dénigrer l'enseigne en public,
- Payer le prix de l'apport du franchiseur (royalties..,).,
- Suivre l'évolution du concept et du savoir-faire.

Les raisons d'être de ces obligations :

- avoir une notoriété nationale voire internationale,
- maintenir une image forte et cohérente,
- transmettre aux franchisés les éléments qui font le succès de l'entreprise,
- faciliter la transmission du savoir-faire,
- accroître les performances en échangeant les expériences de chacun
- rémunérer les services d'assistance du franchiseur.

2) Exemple des structures de distribution dans le secteur de la pharmacie à l'étranger

a) Les chaines commerciales

Seuls quatre pays de l'Union Européenne permettent la constitution de chaînes privées de pharmacies: la Belgique, l'Irlande, le Royaume-Uni et les Pays-Bas. Dans les trois premiers pays, la propriété d'une officine pharmaceutique n'est pas réservée à un pharmacien et il n'y a pas d'obligation d'exercice personnel. Aux

Pays-Bas, la propriété de l'officine est réservée aux pharmaciens mais l'exercice personnel du propriétaire n'est pas obligatoire.

Notons qu'au Luxembourg et en Suède il existe des réseaux de pharmacies propriétés de l'Etat.

En Belgique

> Contexte réglementaire

Le pharmacien n'est pas obligatoirement propriétaire de son officine et il n'y a pas d'obligation d'exercice personnel. Ainsi, un tiers des pharmacies sont détenues par des non-pharmaciens (principe de la liberté de propriété du fond de commerce).

Une officine est obligatoirement dirigée par un pharmacien.

> Paysage pharmaceutique

La mutualité possède de nombreuses pharmacies.

> Evolution

On assiste de plus en plus à la vente non plus de fonds mais d'actions ou de parts de sociétés propriétaires de pharmacies. Dans ce contexte, les jeunes diplômés ont beaucoup de difficultés à s'installer (un projet de loi a été déposé pour donner le droit de propriété aux pharmaciens). Le secteur de la pharmacie est devenu un lieu d'investissement.

Depuis quelques années, les pharmaciens se sont regroupés en associations afin d'éviter que les pharmacies ne soient rachetées par des mutuelles. Grâce à ce système, ils peuvent racheter les officines et les revendre à un pharmacien ce qui évite de voir se renforcer le pouvoir des chaînes.

Au Royaume-Uni

> Un contexte socio-politique particulier

Il existe chez les britanniques, une réticence sociologique à suivre un traitement médicamenteux. La consommation en médicaments (en valeur) est environ deux fois plus faible qu'en France.

De plus, une consultation médicale coûte au patient 5,25 £ (7,50€) de sa poche et les OTC* ne dépassent pas 5 £.

> **Paysage pharmaceutique**

Les chaînes font partie du paysage pharmaceutique britannique depuis plus d'un siècle. 25% des pharmacies sont intégrées à un réseau (plus de 2900 sur 12000 pharmacies).

Huit chaînes ont plus de 50 points de ventes (à elles seules, elles comptent plus de 2000 pharmacies). Les principales chaînes sont BOOTS THE CHEMIST (environ 1000 officines), LLYODS CHEMISTS (environ 800) et MOSS CHEMIST (300).

L'intégration s'est faite par les grossistes. Le groupe GEHE (propriétaire de l'OCP en France) détient la chaîne LLOYDS. Le groupe ALLIANCE UNICHEM (présent en France par ALLIANCE SANTE) détient MOSS.

57% des pharmacies de Grande Bretagne sont toujours entre les mains de propriétaires indépendants.

75% des pharmacies adhèrent à des « voluntary groups », structures qui s'apparentent à des centrales d'achats.
Les supermarchés regroupent près de 400 pharmacies et plus 1000 produits sont vendus en automédication.

56% des anti-douleurs sont vendus dans les GMS* contre 29% dans les pharmacies indépendantes et 15% dans les chaînes de pharmacies.

Remarque : La marge sur médicaments remboursé est extrêmement faible : 16% (marge sur l'OTC 35 à 40%)

> **Données réglementaires**

Selon la législation britannique, toute personne peut-être propriétaire d'une ou plusieurs officines confiant chaque point de vente, à un pharmacien salarié.

National Health Service *(N.H.S);* la pharmacie doit démontrer certaines conditions, pour pouvoir délivrer des prescriptions N.H.S.

Les trois catégories de médicaments au Royaume Uni sont :

- les POM (Prescription Only Medecines) = 60% du chiffre d'affaires des ventes de médicaments en 1994
- les PM (Pharmacy Medecines) (derrière le comptoir) = 22% du CA médicament (les médicaments passant POM -> PM sont appelés des « switchs »).
- les GSL (General Sale List medicines): devant le comptoir, en supermarché, en station service... = 18% du CA médicament. Ex. aspirine, paracétamol...

> **L'exemple de BOOTS THE CHEMIST**

Créé en 1877 par Jesse BOOT qui ouvre sa première officine à Nottingham. Dans les années 30, le groupe comptait déjà près de 1000 boutiques. Aujourd'hui, il en détient plus de 1100! Il contrôle l'ensemble des étapes aboutissant à la vente du produit jusqu'au consommateur (recherche, conception, fabrication, distribution par 69 dépôts). Ces boutiques offrent un large choix de produits: cosmétiques, parfums, cartes de vœux, appareils photos, fers à repasser, disques compacts et des médicaments vendus au fond des magasins.

Le médicament, toutes catégories confondues, ne représente qu'un tiers de son chiffre d'affaires (23 milliards de chiffre d'affaires dont 20% de médicaments de prescription et 13% de médicaments en vente libre).

Près de la moitié des références vendues chez BOOTS le sont sous sa propre marque.

BOOTS est N°1 du développement photographique en Grande Bretagne et N°2 de la fabrication de sandwiches !

La filiale de production : BOOTS Contract Manufacturing est un des trois plus gros producteurs de médicaments en Europe. En 1995 Le groupe a revendu sa filiale BOOTS Pharmaceuticals spécialisée dans le médicament de prescription.

55% des surfaces immobilières des officines BOOTS appartiennent au groupe.

REMARQUE : LE GROUPE BOOTS A VENDU SA FILIALE FRANÇAISE SEPHORA (CHAINE DE PARFUMERIE) AU GROUPE LVMH

Aux Pays Bas

> **Paysage pharmaceutique**

Forte présence des droguistes sur le marché de l'OTC (3400 drogueries et 800 départements drogueries de supermarchés pour 1530 pharmacies). 80% du médicament familial est vendu, hors pharmacie.

Il existe quelques chaînes dont certaines appartiennent à des grossistes répartiteurs.

BOOTS s'est installé aux Pays-Bas (en 1995 à Rotterdam et et maintenant deux autres succursales) en veillant à ce, qu'un pharmacien soit officiellement propriétaire de la partie réservée aux médicaments.

> **Données réglementaires :**

Pour les quelques deux tiers des néerlandais relevant du Ziekenfond (le système public de couverture maladie), l'inscription à une officine est la règle (mais le patient peut en changer). Un patient fréquente ainsi toujours la même pharmacie ou presque.

En 1997, seuls les pharmaciens pouvaient devenir propriétaire d'une officine (mais projet de changement). Ils peuvent en posséder plusieurs.

Un pharmacien peut s'installer où il le désire, mais pour vivre, la pharmacie doit réussir à signer les contrats avec les assureurs publics et privés.

Le pharmacien est rémunéré à l'acte.

b)   Franchises étrangères dans le domaine de la pharmacie

La présence de franchises de pharmacies nécessite la possibilité offerte aux officines de créer des enseignes et de les faire connaître.

Au Canada

Les franchises de pharmacies sont bien implantées au Canada. C'est la forme commerciale qui a le mieux réussit dans ce pays.

	CA Moyen (Millions d'euros)
Franchises	2,4
Chaînes	1,3
Indépendants	0,8

CHIFFRE D'AFFAIRES MOYEN DES PHARMACIES CANADIENNES EN FONCTION DE LEUR STRUCTURE COMMERCIALE

Source : enquête «Pharmacy post» Eli Lilly Canada

> **Organisation des pharmacies**

Les pharmacies sont de véritables drugstores, (alimentation, produits ménagés, poste, papeterie... et médicaments), mais il existe une tendance récente au recentrage sur le médicament et au développement du soins à domicile, de la vente par correspondance de l'homéopathie et la phytothérapie. Le tableau ci-après montre la répartition du chiffre d'affaires des pharmacies canadiennes selon les différents produits vendus.

	Part de C.A,
Médicaments remboursés	*60,6%*
Médicaments en vente libre	10,0%
Produits d'hygiène et de beauté	8,5%
Tabac (!)	7,9%
Parfumerie	5,4%
Vitamines	4,7%
Confiserie	4,3%
Cartes de souhaits	3,8%
Produits de soins à domicile	3,2%
Autres	2,3%

REPARTITION DU CHIFFRE D'AFFAIRE DES OFFICINES CANADIENNES

Source : enquête « Pharmacy post» Eli Lilly Canada

45

> Réglementation

La réglementation canadienne n'oblige pas le propriétaire d'une pharmacie à être pharmacien. Par conséquent, beaucoup de chaînes alimentaires et de grands magasins ont intégré depuis les années 70 des pharmacies pour élargir leur palette de service.

Depuis 1998, les pharmaciens canadiens assistent à l'émergence des organismes prestataires de services à tarifs préférentiels (l'équivalent des Health Maintenance Organisations (HMO) américaines). Les pharmacies ayant signé ces contrats ont dû accepter de réduire leur forfait pour frais d'exécution d'ordonnance.

En Amérique du Nord le médicament est un produit comme les autres (un peu moins au Québec).

La cas particulier du Québec

> Organisation pharmaceutique

La proportion d'indépendants est légèrement plus importante que dans le reste du Canada (120 sur 1500 pharmacies).

L'opinion pharmaceutique est l'avis du pharmacien sur un traitement à la suite de l'analyse du dossier pharmaceutique, accompagné d'un courrier adressé au médecin, voire au patient. Les opinions pharmaceutiques peuvent concerner l'apparition d'un effet indésirable, un problème d'observance, un profil pharmacologique complexe (interactions entre médicaments prescrits, et/ou avec un médicament d'automédication)... Cette pratique donne lieu à une rémunération d'environ 8,5€. C'est une véritable reconnaissance professionnelle du pharmacien.

Il existe aussi des groupements de pharmaciens indépendants (comme en France) comme par exemple : Familiprix (centre de distribution fondé en 1991, propriété de tous les pharmaciens adhérents, outils pour assurer au pharmacien propriétaire son autonomie et sa pleine croissance).

> L'exemple du groupe Jean COUTU :

C'est une franchise mais aussi une chaîne.

Créé en 1969 à Montréal par Jean COUTU pharmacien québécois, c'est un concept drugstore (offre combiné de médicaments et de produits courants) Il est ouvert 7 jours sur 7 et le soir.

CA en 1996 : 7 milliards de francs, 243 millions de bénéfice net.

254 établissements franchisés aux Canada (surtout au Québec) + 254 Etats-Unis (Réseau BROOKS PHARMACY)

Le groupe propose environ 1000 produits à la gamme Jean COUTU.

3) Interets et limites des structures de distribution

Réglementation de l'exercice officinal en France

Depuis l'ordonnance de Charles VIII de 1484, le principe de l'indivisibilité de la propriété et de la gérance personnelle s'applique aux pharmacies d'officine. L'article L.579 du code de la santé publique précise l'obligation d'exercice personnel de la profession de pharmacien (considérée comme une garantie de la qualité professionnelle de la relation entre le pharmacien et les usagers de l'officine).

Extrait de l'article L.579 du code de santé publique :

« *Le pharmacien titulaire d'une officine doit exercer personnellement sa profession [...].* »

L'article L.575 du code de la santé publique précise les deux grands principes quant aux conditions nécessaires à l'exploitation d'une officine de pharmacie :

- unicité de la propriété et de l'exploitation de l'officine :

Le pharmacien doit être propriétaire de l'officine dont il est titulaire. Une officine ne peut donc pas être exploitée par un diplômé pourvu de la seule nue-propriété ou du seul usufruit. Pour exploiter une officine de pharmacie, le pharmacien doit posséder toute la propriété de celle-ci et doit en outre en être le gérant.

Le pharmacien ne peut être propriétaire ou copropriétaire que d'une seule officine.

Extrait de l'article L.575 du code de la santé publique :

« *Le pharmacien doit être propriétaire de l'officine dont il est titulaire [...]*

Un pharmacien ne peut être propriétaire ou copropriétaire que d'une seule officine. »

Rappel juridique sur le droit de la propriété :

La propriété confère trois prérogatives sur un bien :
- L'usus : droit de détenir et d'utiliser une chose sans en percevoir les fruits.
- L'abusus : droit de disposer de la chose.
- Le fructus : droit de percevoir les fruits (au sens large du terme) d'un bien.

Remarques sur les sociétés d'exercice libéral en pharmacie

Les sociétés d'exercice libéral (S.E.L.) ont été désignées au départ comme l'instrument d'Ouverture du capital. Mais elles sont handicapées fiscalement.

<u>Structures juridiques des S.E.L</u> [15]

La loi du 31 décembre 1990 sur les SEL entrée en vigueur en 1992 permet à un pharmacien de posséder au travers cette forme juridique deux participations au capital d'autres officines, différentes de celle dans laquelle il travaille. La SEL permet donc un apport confraternel.

Extraits de l'article R.5090 du Code de la Santé publique :

Article R 5090-3 : « *Une S.E.L ne peut exploiter plus d'une officine de pharmacie* »

Article R 5090-5 : « *Une personne physique mentionnée au deuxième alinéa 5 de la loi du 31 Décembre 1990 précitée (diplômée de pharmacie) ne peut détenir de parts où d'actions que dans deux S.E.L autres que celle quelle exerce. Une S.E.L exploitant une officine de pahrmacie ne peut détenir de parts ou d'actions que dans deux autres S.E.L exploitant une officine de pharmacie.* »

<u>Inconvénient des S.E.L</u> :
- Les intérêts des emprunts contractés pour la souscription ou l'acquisition des parts ou actions ne sont pas déductibles.
- Le fond de commerce ne peut pas être mis en garantie à la banque dans le cadre d'un emprunt.

Intérêt et utilisation actuelle des S.E.L :

- Lors d'une opportunité de création d'une officine concurrente dans sa zone de chalandise, elle peut être utilisé par un pharmacien pour créer une deuxième officine sous son contrôle.

- Dans le cadre d'une famille dont un des membres est pharmacien et déjà propriétaire d'une officine, il pourra aider un autre membre de sa famille lui aussi pharmacien à s'installer dans une officine différente de la sienne.

Il y a actuellement environ 250 S.E.L. d'officines pharmaceutiques.

Ouverture du capital des officines :

Aujourd'hui, expansion et modernisation du commerce aidant, les besoins en capitaux sont de plus en plus importants pour financer des investissements. Les partenaires de l'officine se concentrent (laboratoires et répartiteurs) et deviennent d'énormes groupes financiers contre lesquels il faut pouvoir résister. Ces principaux arguments plaident pour une ouverture de l'officine aux capitaux extérieurs. C'est la position du syndicat UNPF par la voix de son président P. Beras et celle de C. Le Pen économiste de la santé. De même, en 1991, 8 groupements (3000 pharmaciens) adressaient une lettre au Ministre de la santé demandant l'ouverture du capital de l'officine.

Théoriquement, le développement de chaînes devrait pouvoir se faire sans bouleversement pour la santé publique (comme le montre les pharmacies mutualistes).

L'intégration des officines intéresserait en premier lieu les grossistes puis la grande distribution pour compléter leur offre et enfin les assureurs. L'attrait pour ce marché est fort, aussi on peut craindre que certains organismes soient plus préoccupés par les retombées financières que par la santé publique.

Les problèmes liés à d'éventuelles franchises de pharmacies

> Rappel des caractéristiques des professions libérales :

- La mission d'intérêt public de la profession considérée (l'avocat participe à la justice, le médecin, dentiste et le pharmacien à la santé publique...).

- Le monopole du service reconnu dans l'intérêt public: ce monopole est réservé aux

49

titulaires de certains diplômes, comme une garantie de bonne exécution de la mission confiée aux praticiens.

- Les liens personnels unissant l'usager et le praticien.

> Les problèmes liés à l'indépendance professionnelle des pharmaciens.

Pouf Maître Azéma, au plan juridique, le système de franchise est incompatible avec le droit pharmaceutique. En effet un franchiseur est juridiquement indépendant mais économiquement dépendant du franchiseur. Ceci semble difficilement conciliable avec la règle énoncée par les articles R.5015-18 et R.5015-54 du code de la santé publique qui interdisent au pharmacien d'aliéner son indépendance professionnelle.

Article R.5015-18 du C.S.P. :

«Le Pharmacien ne doit se soumettre à aucune contrainte financière, commerciale, technique ou morale qui serait susceptible de porter atteinte à son indépendance dans l'exercice de sa profession, notamment à l'occasion de la conclusion de contrats, conventions ou avenant à objet professionnels».

Article R.5015-54 du code de la santé publique

«Les Pharmaciens ne doivent pas aliéner leur indépendance et leur identité professionnelle à l'occasion d'utilisation de marques ou d'emblèmes collectifs ».

> Problèmes liés à la publicité :

La franchise entraîne de facto la notion d'enseigne grand public. Celle-ci conduit à la publicité pour la faire connaître.

Article R.5015-22 du code de la santé publique

« Il est interdit au pharmacien de solliciter la clientèle par des moyens contraires la dignité de la profession ».

Article R.5015-57 du code de la santé publique :

« [...] La publicité pour les produits ou articles dont la vente n'est pas réservée aux pharmaciens est admise à condition de:
1) Demeurer loyal;
2) Se présenter sur un support compatible avec la dignité de la profession;
3) Observer tact et mesure dans sa forme et son contenu;
4) Ne pas être trompeuse pour le consommateur ».

La notion de « tact et mesure » est difficilement conciliable avec les techniques commerciales des franchises. Une enquête a montré que 30% des pharmaciens groupés souhaitent obtenir le droit de faire de la publicité. Un certain nombre de responsables de groupements demande d'ailleurs ce droit (GIPHAR, FORUM SANTE). Le Conseil d'Etat a débouté récemment la demande d'autorisation pour les pharmaciens de faire de la publicité sur les produits hors monopole dans les termes suivant :

> *«Le législateur a entendu, dans l'intérêt de la sante publique, assurer une répartition harmonieuse des officines sur le territoire et garantir a l'ensemble de la population un accès aise aux services qu'elles offrent. [...] une concurrence excessive entre les officines, favorisée par un recours trop important de la publicité, serait de nature a affecter cet équilibre ».*

Notion, de savoir-faire

Le contrat de franchise implique la transmission d'un savoir faire

Extrait des annexes du code de déontologie européen de la franchise :

> *« Le savoir-faire est un ensemble d'informations pratiques non brevetées, résultant de l'expérience du franchiseur et testées par celui-ci. il est secret, substantiel et identifie ».*
>
> SECRET : *Le fait que le savoir-faire, dans son ensemble ou dans la configuration et l'assemblage précis de ses composants, ne soit pas généralement connu ou facilement accessible : cela n'est pas limite au sens étroit que chaque composant individuel du savoir-faire doive être totalement inconnu ou impossible a obtenir hors des relations avec le franchiseur.*
>
> SUBSTANTIEL : *Le fait que le savoir-faire doive inclure une information importante pour la vente de produits ou la prestation de services aux utilisateurs finaux et notamment pour la présentation des produits pour la vente, la transformation des produits en liaison avec la prestation de services, les relations avec la clientèle, et la gestion administrative et financière ; le savoir-faire doit etre utile pour le franchise en étant susceptible, a la date de conclusion de l'accord, d'améliorer la position concurrentielle du franchise, en particulier en améliorant ses résultats ou en l'aidant a entrer sur un nouveau marche.*
>
> IDENTIFIE : *Le fait que le savoir-faire doit être décrit d'une façon suffisamment complète pour permettre de vérifier qu'il remplit les conditions de secret et de substantialité ; la description du savoir-faire peut être faite dans l'accord de franchise »*

Y a-t-il un savoir-faire spécifique autre que celui certifié par le diplôme d'Etat de pharmacien? La réponse est oui, seulement pour ce qui concerne la vente du non médicament.

G. PUBLICITÉ

1) Définition

« *On entend par publicité pour les médicaments à usage, humain toute forme d'information, y compris le démarchage, de prospection ou d'incitation qui vise à promouvoir la prescription, la délivrance, la vente ou la consommation de ces médicaments, à l'exception de l'information dispensée, dans le cadre de leurs fonctions, par les pharmaciens gérant une pharmacie à usage intérieur* ».

Ne sont pas inclus dans le champ de cette définition :

- La correspondance, accompagnée le cas échéant de tout document non publicitaire, nécessaire pour répondre à une question précise sur un médicament particulier ;

- les informations concrètes et les documents de référence relatifs, par exemple, aux changements d'emballage, aux mises en garde concernant les effets indésirables dans le cadre de la pharmacovigilance, ainsi qu'aux catalogues de ventes et listes de prix s'il n'y figure aucune information sur le médicament ;

- les informations relatives à la santé humaine ou à des maladies, pour autant qu'il n'y ait pas de référence même indirecte à un médicament." (article L. 5122-1).

Qui dit publicité se rapporte obligatoirement à des intérêts commerciaux et lucratifs, d'autant plus sur l'Internet marchand d'aujourd'hui. Il était donc essentiel de couvrir un champ suffisamment vaste pour éviter toute brèche qu'une simple ambiguïté aurait pu ouvrir. Sans donner d'exemple ou de liste limitative, le législateur français s'est ainsi assuré une réponse à tout ce qui pourrait s'apparenter à un moyen publicitaire, qu'il soit connu ou non. Dans tous les cas, on distingue la publicité en fonction de son destinataire : grand public ou professionnel de santé.

2) La publicité destinée au public

De ce cas, l'information vise un public potentiellement consommateur et surtout peu averti dans le domaine très spécialisé qu'est la médecine. L'encadrement de la publicité y est donc assez restrictif.

L'article L.5122-6 la définit comme suit :

> « *La publicité auprès du public pour un médicament n'est admise qu'à la condition que ce médicament ne soit pas soumis à prescription médicale, qu'il ne soit pas remboursable par les régimes obligatoires d'assurance maladie et que l'autorisation de mise sur le marché ou l'enregistrement ne comporte pas de restrictions en matière de publicité auprès du public en raison d'un risque possible pour la santé publique. Toutefois, les campagnes publicitaires pour des vaccins ou les médicaments mentionnés à l'article L.5121-2 peuvent s'adresser au public. (...) La publicité auprès du public pour un médicament est nécessairement accompagnée d'un message de prudence et de renvoi à la consultation d'un médecin en cas de persistance des symptômes.* »

Trois conditions doivent donc être remplies pour qu'une publicité destinée au public puisse être autorisée :

- médicament non soumis à prescription médicale,
- médicament non remboursable,
- absence de restriction en matière de publicité dans l'AMM ou l'enregistrement.

Seuls les vaccins et les médicaments aidant au sevrage tabagique échappent à cette règle.

Dans la partie réglementaire du Code de la Santé Publique, ce sont les articles R.5122-1 à R.5122-7 [16] qui fixent toutes les dispositions relatives aux publicités destinées au public ayant pour objet les médicaments à usage humain. Parmi les points les plus essentiels, on peut retenir que :

- les éléments publicitaires doivent être conformes avec les renseignements figurant dans le résumé caractéristique du produit,
- la publicité doit être conçue pour que le caractère publicitaire du message

soit évident et que le produit soit clairement identifié comme médicament,

- certaines mentions sont obligatoires telles que :

  o la dénomination du médicament, ainsi que la dénomination commune lorsque le médicament ne contient qu'un seul principe actif,

  o les informations indispensables pour un bon usage du médicament,

  o une invitation expresse à lire les instructions figurant sur la notice ou sur le conditionnement extérieur,

  o un message de prudence, un renvoi au conseil d'un pharmacien et une invitation à consulter un médecin en cas de persistance des symptômes.

3) La publicité destinée aux professionnels de santé

Ce sont les articles R. 5122-8 à R. 5122-17 qui régissent ce type de publicité. La situation diffère de celle abordée dans la partie précédente en ceci que les informations délivrées sont plus complètes et visent désormais les professionnels de santé possédant les bases nécessaires à leur bonne compréhension et interprétation. Elle nécessite donc moins de protection que le grand public.

Ces échanges sont assurés de diverses façons. Ils peuvent avoir lieu de manière écrite via des brochures informatives ou des revues spécialisées dans l'information santé tels que "Le Moniteur des Pharmacie" ou "Le Quotidien du Pharmacien". Ils peuvent également avoir lieu de manière orale lors d'un échange téléphonique ou lors d'un rendez-vous entre un représentant commercial et le professionnel de santé. L'information délivrée doit être certes résumée mais la plus exhaustive et la plus pertinente possible. S'agissant de la présentation d'un médicament elle devra regrouper les éléments du résumé caractéristique du produit ainsi que les informations sur le classement du médicament en matière de prescription et de délivrance, le prix limite de vente au public et la situation du médicament au regard du remboursement par les organismes d'assurance maladie ou de l'agrément pour les collectivités publiques.

C'est donc une information scientifique complète qui doit être présentée mais le point important à respecter est de s'assurer que l'information parvienne bien seulement à destination d'un professionnel de santé. Lors d'un échange oral, il est facile de s'assurer de la qualification de l'interlocuteur. Les brochures informatives peuvent être remises en main propre comme c'est le cas le plus fréquemment ou bien peuvent être envoyées par courrier. Enfin lors d'un abonnement à une revue scientifique il peut être demandé un justificatif permettant de s'assurer de la profession de la personne.

En revanche, la situation diffère quelque peu lorsque le sujet de la publicité sur Internet est abordé.

4) La publicité sur Internet : une zone de non droit ?

Certes non, le Web n'est pas une zone de non droit. En revanche, c'est une tâche ardue que d'arriver à contrôler cet espace virtuel qui n'a pas son pareil pour échapper aux règles. Mais quels sont les problèmes relatifs à la publicité sur le Net ?

Avec l'avènement de l'ère numérique, il a fallu s'interroger sur l'application de la loi dans le monde de la Toile. Il en est ressorti que même si Internet reste un monde virtuel, l'application de la loi y est très réelle. La partie législative du Code Pénal le définit dans l'article 113-2 [17] : *« La loi pénale est applicable aux infractions commises sur le territoire de la République. L'infraction est réputée commise sur le territoire de la République dès lors qu'un de ses faits constitutifs a lieu sur ce territoire »*. Ainsi les règles commerciales ou du Code de la Santé Publique sont valables autant sur Internet que dans le monde réel. Ceci concerne la publicité en générale et donc, par extension, celle plus spécifique aux médicaments.

En revanche, Internet facilite l'accès aux informations. De plus, cet accès est relativement anonyme et la distinction entre le grand public et les professionnels de santé devient donc un problème pour différencier le contenu de l'information publicitaire relative aux médicaments. C'est à partir de cette constatation que s'est mise en place la charte pour la communication conjointement en Octobre 2006 par le Directeur Général de l'Afssaps et le Président du syndicat des Entreprises du Médicament.

Cette charte permet aux entreprises pharmaceutiques d'utiliser Internet comme moyen de promotion dans le respect du Code de la Santé Publique. L'Afssaps s'assure le contrôle du respect de ces règles.

5) L'importance de la dénomination : marque ombrelle et nom de spécialité

Pour les industriels, développer l'automédication passe nécessairement par une politique forte de marques, identifiant clairement les médicaments et le fabricant. C'est un facteur de réussite économique du produit.

Cependant la marque ombrelle fait l'objet d'avis très controversés. Facteur clé incontournable de la réussite de lancement d'un produit, les industriels y sont très favorables, soutenus en cela par le G10 (et désormais Forum Pharmaceutique) européen. Dans le cadre de l'automédication, le patient a besoin de repères et d'indicateurs de sécurité pour adhérer à son traitement et le poursuivre dans des conditions optimales.

Les professionnels de santé et les instances de sécurité sanitaire sont dubitatives quant à l'intérêt en termes d'aide à l'identification et au bon usage par le patient. Les professionnels de santé considèrent que la coexistence sous une même marque ombrelle de principes actifs différents est porteuse de risques de confusion et de perte de sécurité pour les patients.

Cependant, aujourd'hui en France de nombreuses marques ombrelles ont déjà été autorisées par l'Afssaps sans entraîner de problème de sécurité ayant fait l'objet de mesure d'urgence. Le guide « dénomination » de l'Afssaps intègre la possibilité de marques ombrelle: nom de fantaisie assortie d'une allégation distinctive (rhume, maux de gorge, toux sèche,...).

PARTIE II

L'ARRIVÉE DES MEDICAMENTS EN ACCÈS DIRECT : QUELLES EVOLUTIONS POUR LE PHARMACIEN D'OFFICINE ?

Le décret autorisant le libre accès dans les officines suscite encore de nombreuses interrogations de la part des professionnels de santé et des clients-patients des officines. En tant que pharmacien, il est donc important d'analyser le contexte d'émergence de la mesure, ses objectifs et de connaître les moyens concrets disponibles pour accompagner la mise en place du libre accès.

I. L'AUTOMÉDICATION

A. DEFINITION DE LA MEDICATION OFFICINALE

1) Selon l'Ordre de Pharmaciens

Traitement pharmaceutique conseillé et dispensé par le pharmacien d'officine à un patient qui a recours à ses services, en absence de prescription médicale. Issue du « Séminaire pharmacie Strasbourg CE octobre 1999 ». Cette définition a été reprise par le collectif des groupements.

L'Ordre national des pharmaciens a des rôles multiples. D'une part, il exerce des missions de service public dont il est chargé par la loi. D'autre part, de sa propre initiative, il mène de nombreuses actions volontaires au service de la profession pharmaceutique ou de la population. Ces missions sont définies par le code de la, santé publique. Elles sont de trois types :

- réguler la profession

- contribuer à promouvoir la santé publique

- représenter les pharmaciens.

2) Selon l'Académie de Pharmacie

Les médicaments à prescription médicale facultative appartiennent à la médication officinale.

Médication officinale : *expression générique pour désigner l'ensemble des moyens médicamenteux ou autres, à prescription facultative (MPF) proposés par le pharmacien d'officine à des patients venus faire appel à sa compétence spécifique (pour soigner les affections courantes ou bénignes).*

DICTIONNAIRE DE L'ACADEMIE

C'est pour insister sur la responsabilité totale du pharmacien d'officine dans la dispensation de tout médicament, même et surtout lorsqu'il est destiné à l'automédication, que l'Académie nationale de Pharmacie a proposé de réunir les médicaments de prescription médicale facultative sous la dénomination de médication officinale. Du fait de la responsabilité que recouvre l'acte de dispensation, l'Académie Nationale de Pharmacie s'oppose à laisser le médicament, quel qu'il soit, en libre accès, même à l'intérieur d'une pharmacie. »

RAPPORT A PROPOS DE L'AUTOMEDICATION ~ DECEMBRE 2006

L'Académie travaille aux progrès des sciences et des techniques sur des sujets touchant aux divers domaines de la pharmacie: médicament, officine, laboratoire de biologie médicale, industrie pharmaceutique, enseignement, recherche scientifique, aspects juridique, éthique, hygiène, environnement, protection de la santé publique...

L'Académie joue un rôle de conseil auprès des Pouvoirs Publics, notamment en émettant des avis et des vœux dans tous les domaines de sa compétence.

L'Académie informe le public de ses travaux et se fait le relais des progrès des sciences pharmaceutiques et biologiques par ses publications, en particulier les Annales Pharmaceutiques Françaises, et encourage l'évolution des connaissances par l'attribution de bourses et de prix.

B. COMPORTEMENT OU RÉELLE DEMANDE ?

Il est paradoxal de constater l'écart entre les chiffres de vente des médicaments disponibles en automédication et les comportements déclarés par les Français.

En effet, l'automédication en France reste peu développée en valeur. Pourtant, consommer sans prescription médicale des médicaments n'en demeure pas moins un geste banal de la vie quotidienne (80% des adultes déclarent avoir utilisé des médicaments sans avoir recours à une consultation chez le médecin.

SOURCE : ENQUETE AFIPA-SOFRES (2001).

La question :

Vous soignez-vous sans aller voir le médecin pour des problèmes bénins type rhume, maux de tête, constipation, arrêt du tabac ?
Les 954 individus interrogés répondent :
- Souvent : pour 24 % d'entre eux
- De temps en temps : 28 %
- Rarement : 28 %
- Jamais : 20 %

80 % des individus interrogés déclarent donc avoir recours à l'automédication, plus ou moins fréquemment.

ENQUETE AFIPA – SOFRES 2001

C. LE PRIX DES MÉDICAMENTS LIÉS À L'AUTOMÉDICATION

1) Structure des prix

Le prix moyen du médicament de prescription médicale facultative non remboursable est de 4,56€* Il est parfois objecté que le médicament lié à l'automédication non remboursable est plus cher que les spécialités remboursables de même nature. La réalité est que les règles du jeu entre spécialités remboursées et non remboursées sont différentes (TVA, ventes directes,...) et que globalement les prix des premiers sont volontairement bas en France (car faisant l'objet de négociations lors d'accords-cadres Etat-Industrie), alors que les seconds sont libres et sont dans la moyenne européenne, reflètent plus fidèlement le marché.

Cette différence tient du fait que le régime des prix diffère selon que le médicament est, ou n'est pas, remboursable. Ainsi, les médicaments non listés et non remboursable sont régis par le principe de liberté des prix et des marges de distribution depuis le 1er janvier 1987. Les médicaments non listés et remboursables suivent quand à eux la même réglementation que les médicaments de prescription obligatoire. Le prix est fixé directement par le Comité Economique des Produits de Santé à l'occasion des accords-cadres précités.

De même, les marges, qu'elles soient grossistes ou pharmaciens, peuvent également retentir sur le prix à l'achat des médicaments non remboursables. Dans le cas où le prix est administré, les marges le sont elles aussi. Mais si le prix du médicament est libre, alors grossistes et pharmaciens sont libres de déterminer les marges.

Le secteur de l'automédication est ainsi constitué de médicaments soumis à des régimes différents: certains sont remboursables et par suite ont des prix réglementés, d'autres sont à prix libres. A cela s'ajoutent des taux de TVA différents en fonction de la catégorie de médicaments considérée. Ainsi les médicaments soumis à prescription médicale (éthique et scientifique) se voient appliquer le taux réduit de 2,1% alors que les médicaments d'automédication pure sont soumis au taux de 5,5 %. Ici encore l'ensemble des produits d'automédication ne sont pas régis par les mêmes règles.

*IMS HEALTH - LES CHIFFRES CLES DU MARCHE 2007.

Les déremboursements de médicaments s'accompagnent le plus souvent d'une chute des ventes et les laboratoires pharmaceutiques n'ont généralement pas de stratégie efficace pour s'opposer à cette chute. La pratique habituelle est d'augmenter le prix de vente afin de maintenir le plus longtemps possible le chiffre d'affaires généré, le médicament étant passé du régime de prix administré à la liberté des prix.

Mais le différentiel de prix entre médicaments remboursables et non remboursables s'explique essentiellement par deux facteurs :

- Les médicaments non listés remboursables ont vu leur prix bloqué depuis de nombreuses années, et la plupart de ces médicaments ont même vu leur prix baisser (SMR insuffisant),

- Dans le cas d'un déremboursement, de nombreux paramètres peuvent expliquer l'augmentation structurelle du prix public TTC, par le jeu du changement de prix fabricant hors taxes, de la marge du grossiste, de la marge du pharmacien, et de l'augmentation du taux de TVA.

Le libre accès des médicaments est une mesure qui devrait du moins dans un premier temps faire baisser le prix des médicaments liés à l'automédication en faisant jouer la concurrence entre pharmacies.

D. LE MARCHÉ DE L'AUTOMEDICATION

1) En France

Au cours des années 2000 le marché de l'automédication en France se distingue de celui des pays voisins européens par sa faible importance, en valeur comme en volume, et par sa faible dynamique. Les médicaments de **Prescription Médicale Facultative (PMF)** non remboursables délivrés sans ordonnance représentent 8% du marché pharmaceutique en valeur et 17% en unités.

En France, l'immense majorité des produits à prescription médicale facultative est remboursable (80% en unités et 75% en valeur) alors que de nombreux pays assimilent totalement ou largement prescription médicale facultative et médicaments non remboursables.

En 2005, les produits à prescription médicale facultative ont représenté 45% du nombre de boîtes vendues sur le marche pharmaceutique (1,4 Mds de boîtes) et 19% du CAHT (3,6 Mds €) *

Graphe 1 : poids des PMF dans le marché total en France

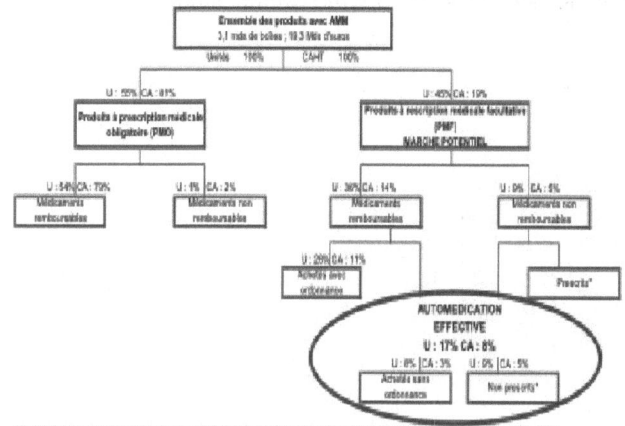

Près de 60% des ventes de ces médicaments de prescription médicale facultative ont fait l'objet d'un remboursement par l'Assurance Maladie (cf. graphe 2).

Graphe 2 : évolution des ventes de PMF en volume (en Mds de boîtes)

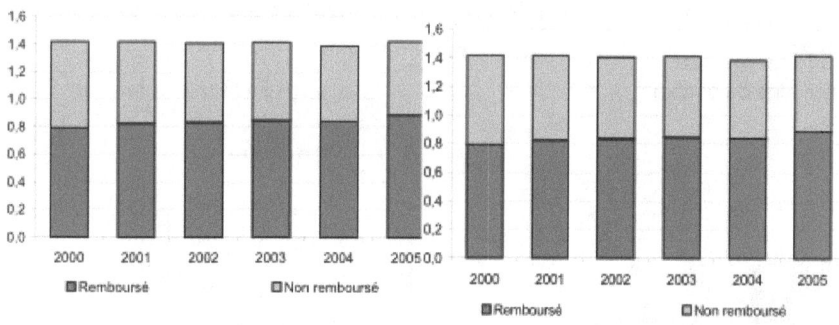

Evolution des ventes de PMF en valeur (en Mds d'euros)

Entre 2000 et 2005, le marché pharmaceutique total a évolué de 5.9% par an en valeur et de 0.7% par an en volume. Sur la même période, le marché des médicaments de PMF a stagné tant en valeur qu'en volume ; la part des PMF est ainsi en recul constant.

Graphe 3 : décomposition du marché pharmaceutique entre PMF et PMO

(En millions de boîtes)   (En milliard d'euros)

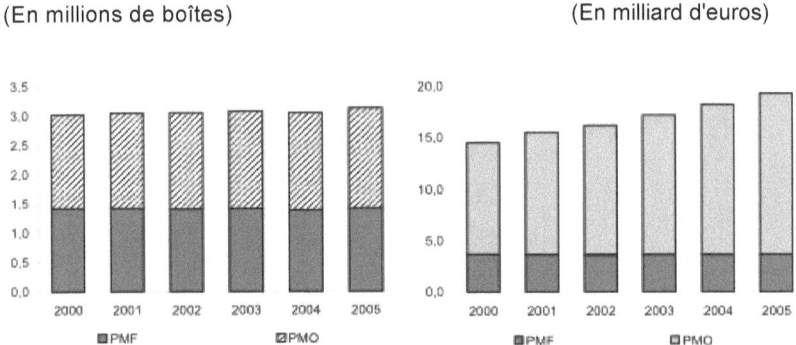

La stagnation du marché des médicaments de PMF résulte :

- d'un accroissement des ventes de médicaments remboursés au sein des PMF (+2,3% en volume, et 1,0% en valeur)

- d'une régression de l'automédication (-2,1% en volume, -1,0% en valeur).

Graphe 4 : évolution de la structure du marché entre automédication et prescription

(En Mds de boîtes)   (En Mds d'euros)

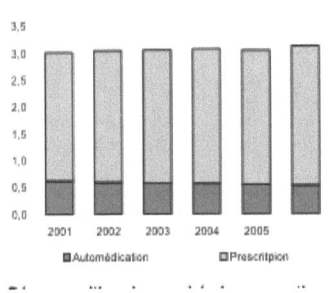 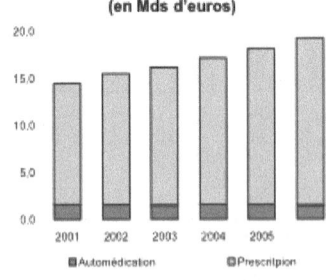

Remarque :

PMF : Prescrition Médicale Facultative

PMO : Prescription Médicale Obligatoire

64

La comparaison des cinq principaux marchés européens de l'automédication, montre que la France, est en dernière position après l'Allemagne, le Royaume-Uni, l'Italie et l'Espagne. Au total, alors que les dépenses de médicaments en France sont parmi les plus élevées de l'OCDE, celles-ci concernent peu les produits d'automédication et relativement moins que dans les autres pays d'Europe (environ 27 euros par personne et par an à comparer à environ 60 euros en Allemagne ou environ 45 pour le Royaume-Uni et l'Italie).

Graphe 5 : dépenses annuelles self-médication per capita (en €)

Les éléments structurant le marché des PMF font l'objet de réglementations nationales. Aux Etats-Unis, en Allemagne et aux Pays-Bas, le remboursement des PMF constitue une dérogation à la règle. Dans les autres pays, certains PMF sont remboursables. Contrairement à la situation française, cela ne semble néanmoins pas constituer un frein au développement de l'automédication (cf : graphe 6)

<u>Graphe 6</u> : Part de l'automédication dans le marché total (en valeur) dans les principaux pays européens

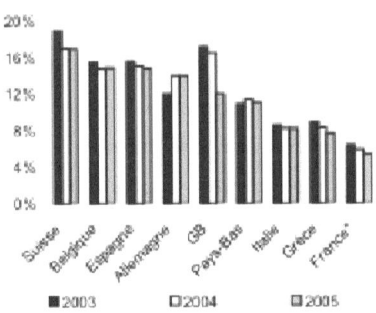

Dans la plupart des pays, le réseau de distribution est limité au circuit officinal. Toutefois, aux Pays-Bas et en Suisse, les drogueries («drugstores») sont également habilitées à vendre des PMF*. Enfin, aux Etats-Unis et au Royaume-Uni** les PMF peuvent aussi être commercialisés dans un commerce quelconque.

Sauf aux Etats-Unis et au Royaume-Uni où elle est autorisée, la vente en libre service*** est prohibée (Allemagne, Belgique), restreinte à une catégorie limitée de médicaments (Suisse) ou légale mais peu développée (Italie, France) voire inexistante (Grèce, Espagne). Sauf pour les spécialités prises en charge, la publicité grand public est autorisée et les prix sont libres.

Compte tenu des divergences en matière de réglementation, la part des PMF dans le marché total varie fortement d'un pays à l'autre (cf. graphe 7). Par ailleurs, le marché des PMF est très inégalement exploité (cf. graphe 8) : en France, seuls 27% du CAHT des PMF sont réalisés par achat spontané contre 89%aux Pays-Bas.

* POUR DES RAISONS HISTORIQUES LIEES A L'IMPORTANCE DE L'INDUSTRIE CHIMIQUE DANS CES PAYS.
** SEULE UNE PARTIE DES PMF PEUT ETRE VENDUE HORS PHARMACIE.
*** LES MEDICAMENTS EN LIBRE SERVICE SONT APPELES MEDICAMENTS OTC OU OVER THE COUNTER : « DE L'AUTRE COTE DU COMPTOIR ». DANS LES PAYS ANGLO-SAXONS, LES PMO SONT DELIVRES PAR LE PHARMACIEN, DERRIERE UN COMPTOIR, ALORS QUE LES PMF SONT DE L'AUTRE COTE DU COMPTOIR, EN LIBRE ACCES.

Graphe 7: Part des PMF dans le marché total

Graphe 8: Part de l'automédication dans les PMF (en valeur)

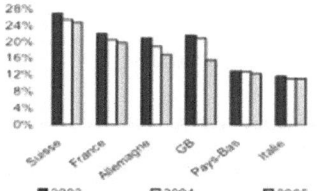

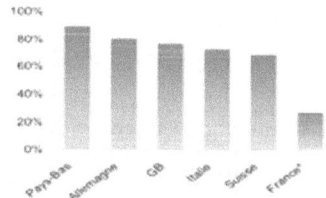

Ainsi, la part de l'automédication dans le marché total varie du simple au triple (5,4% en France, 17% en Suisse) (cf. graphe 6) et la dépense annuelle moyenne par habitant est quatre fois plus élevée en Suisse (80 €) qu'en France (23 €). De plus, comme en France, la part de l'automédication dans le marché total régresse dans tous les pays considérés ; les ventes sans ordonnance sont en effet moins dynamiques que la moyenne.

Dans les pays où l'automédication est développée, l'organisation, de l'Assurance Maladie obligatoire incite souvent à l'achat direct de médicaments (forfait par boîte, quotas de prescription...). En outre, le succès de l'automédication relève d'habitudes de consommation médicale: dans les pays anglo-saxons, l'accent est mis sur la responsabilisation du patient, considéré comme apte à se traiter pour des pathologies mineures. En France, au contraire, la consultation d'un médecin y compris pour des pathologies bénignes, est plus systématique, d'autant qu'elle ouvre droit au remboursement des médicaments prescrits. Les éclairages internationaux suggèrent qu'une implication croissante des médecins dans l'éducation des patients, une meilleure communication sur le sujet valorisant notamment le pharmacien en tant que conseiller de même que la possibilité d'acquérir les PMF en libre service sont des facteurs favorables à l'automédication.

E. L'EDUCATION THÉRAPEUTIQUE DU PATIENT

La démarche d'automédication des patients est accompagnée par des informations de plus en plus fournies sur leurs pathologies. C'est dans ce cadre que le pharmacien peut mettre en avant son statut de professionnel de santé en mettant en place des protocoles d'Éducation Thérapeutique du Patient (ETP).

> **L'éducation thérapeutique du patient selon l'OMS**

L'Éducation Thérapeutique du Patient (ETP) vise à rendre le patient et ses proches capables de comprendre la maladie et le traitement, à coopérer avec les soignants, à vivre le plus sainement possible, en maintenant sa qualité de vie

L'ETP permet ainsi au patient d'acquérir des compétences et de savoir utiliser les ressources nécessaires pour gérer au mieux sa vie avec sa maladie

En s'appropriant ces compétences le patient devient l'acteur du changement de son comportement, à l'occasion d'évènements majeurs de la prise en charge (initiation du traitement, modification du traitement, évènements intercurrents...) mais aussi plus généralement tout au long du projet de soins, avec l'objectif de disposer d'une qualité de vie acceptable.

> **Les grands principes de l'ETP :**

• L'information : Centrée sur des contenus scientifiques, sur des données actuelles et validées

• Le conseil : Centré sur celui qui le délivre et qui dit ce qu'il pense être bon pour le patient

• L'éducation : Centrée sur le patient et la relation pharmacien/patient. C'est un acte d'accompagnement du patient qui est amené à faire son propre choix en toute connaissance de cause

> **Vers une nomenclature de l'activité d'éducation thérapeutique**

Des études menées par la CNAMTS ont démontré:
- L'efficacité de l'éducation thérapeutique dans la diminution des coûts de prise en charge:

- la baisse des durées de séjours hospitaliers,
- la rationalisation de la consommation médicamenteuse etc...

➤ **Les rôles du pharmacien dans l'éducation du patient selon l'Assurance Maladie**

- Expliquer et informer sur la pathologie et ses traitements
- Promouvoir le bon usage du médicaments et l'observance des traitements
- Soutenir et accompagner les patients et leur famille

➤ **Les principes de l'éducation thérapeutique du patient :**

- Connaître l'individu et son environnement, identifier ses besoins et ses attentes.
- Compétences à acquérir pour le patient (savoir, savoir faire, savoir être), objectifs, contrat
- Choix des méthodes et techniques pédagogiques et planification d'un programme
- Evaluation de la compréhension et de la mise en œuvre des acquis

➤ **Les atouts du pharmacien dans le contexte de l'ETP :**

- Proximité, disponibilité : consultation sans rendez-vous, sens de l'écoute...
- Compétence, éthique.
- Une connaissance du patient dans sa globalité : contexte social, profil psychologique, problèmes antérieurs de santé ...
- Dialogue personnalisé, lien étroit avec le patient.
- La posture du patient est modifiée: il est moins dans son rôle de patient: il est plus spontané et réceptif, il peut vérifier, valider, prendre des options (levier vers l'appropriation du traitement).

Pour toutes ces raisons l'ETP est en pleine expansion dans notre profession et trouve parfaitement sa place dans le contexte du libre accès à certains médicaments.

F. VERS UNE POLITIQUE D'AUTOMÉDICATION EN FRANCE : LE LIBRE ACCÈS

1) Principe

Le décret* permettant l'accès direct à certains médicaments devant le comptoir des pharmacies a été publié au Journal Officiel du 30 juin 2008, marquant le lancement d'une réforme élaborée par la Ministre de la Santé Madame Roselyne Bachelot-Narquin. Celui-ci fixe notamment les critères de sécurité sanitaire utilisés pour établir la liste des médicaments concernés, et modifie le Code de Déontologie des pharmaciens pour autoriser l'accès direct de ces médicaments au public dans un espace dédié, clairement identifié, situé au-delà mais à proximité immédiate du comptoir pour faciliter les échanges entre patients et pharmaciens.

⁎ DECRET N°2008-641 DU 30 JUIN RELATIF AUX MEDICAMENTS DISPONIBLES EN ACCES DIRECT

DANS LES OFFICINES DE PHARMACIE (JORF N°0152 DU 1ER JUILLET 2008, TEXTE N°31). **18**

2) Objectifs

D'après Madame la Ministre de la Santé, le libre accès de certains médicaments devant le comptoir des pharmacies répond à plusieurs objectifs :

- Améliorer l'accès des patients .à une information adaptée et de qualité sur les médicaments qu'ils utilisent sans consultation médicale,
- Offrir un choix éclairé et accompagné de conseils individualisés pouvant prendre en compte l'ensemble de leur parcours de soins, notamment grâce à la mise en place du dossier pharmaceutique,
- Maintenir toutes les garanties d'accessibilité, de disponibilité et de sécurité sanitaire qu'apportent les officines de pharmacie en France : proximité, service de permanence, équipe professionnelle dédiée et responsable, soumise au contrôle de l'inspection de la pharmacie et de l'Ordre des Pharmaciens, absence de contrefaçons, obligation de refus de vente et d'orientation vers le médecin en cas de doute, etc.
- Offrir des prix publics concurrentiels et améliorer le pouvoir d'achat des citoyens.

70

II. L'EMERGENCE DU LIBRE ACCES EN MEDICATION OFFICINALE

A. HISTORIQUE

Les principaux événements sur le sujet sont les suivants :

Décembre 1997

Rapport Claude Le Pen « *Automédication et maîtrise des dépenses de santé en France*» par la commission économique de l'AFSGP (Association Française des producteurs de Spécialités Grand Public) devenu AFIPA depuis 1999 (Association Française de l'Industrie Pharmaceutique pour une Automédication responsable).

Commentaire: Les patients sont de plus en plus demandeurs de traitements médicamenteux efficaces et sûrs pour se traiter eux-mêmes dans des indications qui ne relèvent pas pour autant d'une priorité de santé publique. Le patient veut de plus en plus se prendre en charge vis à vis de sa santé.

En France, les médicaments non remboursables représentaient 8% et les médicaments à prescription facultative 3% des ventes de médicament en 1997, soit au total 11%, (Angleterre 13% et Allemagne 18%, novembre 1994). Ce rapport remarque qu'il est difficile d'admettre qu'un médicament non remboursé soit plus cher qu'un médicament similaire remboursé.

27 juin 1999

Publication par le HCSP (Haut Conseil de Santé Publique) dans la revue ADSP (Actualité et Dossier en Santé Publique) d'un article sur le médicament et la publicité en France ainsi que sur l'évolution de la médication officinale.

Commentaire: En 1960, 50% des acquisitions de médicaments se faisaient sans ordonnance, proportion qui s'est effondrée au cours de ces trente dernières années alors que le patient a pris l'habitude de recourir au médecin pour se faire rembourser ses médicaments. Le nombre moyen de consultations de médecin par personne est passé de 3,7 en 1970 à 6,5 en 1991. Pour modifier le comportement du consommateur, la simple mise en avant du médicament ne suffira pas, l'éducation du public sera très importante et prendra plusieurs années.

10 janvier 2001

Allocution prononcée par Joany Vayssette (Président sortant de l'Académie nationale de pharmacie) devant l'Académie nationale de pharmacie, où sont rappelées les conclusions du séminaire pharmacie au conseil de l'Europe à Strasbourg en octobre 1999.

Commentaire : La possibilité d'avoir un contact direct avec un pharmacien est un droit du patient. La maîtrise des coûts de santé ne peut se faire au détriment de la qualité. Le pharmacien est confirmé dans sa fonction fondamentale «d'expert du médicament».

18 avril 2003

Baisse du taux remboursement de 65 à 35% de 617 médicaments au SMR jugé faible ou modéré. On retrouve parmi ceux-ci des antifongiques, des antiseptiques, des anti-acnéiques, des anti-reflux, anti-nauséeux, ou encore des anti-histaminiques. Cet arrêté est publié au journal officiel le 19 avril 2003.

24 septembre 2003

Arrêté annonçant la première vague de déremboursements de médicaments à SMR insuffisant. Sont concernés 60 médicaments soit 72 spécialités utilisées comme certains anti-tussifs, certains antiseptiques. Publié au journal officiel le 25 septembre 2003, l'arrêté prend effet pour les patients un mois après la publication soit le 25 octobre 2003.

01 mars 2006

Déremboursements de 245 médicaments soit 403 spécialités de PMF excepté 62 médicaments de la classe des veinotoniques admettant ce jour la vignette orange créée pour l'occasion signifiant une prise en charge de 15% par le régime obligatoire. Ces derniers finiront par être déremboursés à partir du 1er janvier 2008.

9 mars 2006

Intervention de Jean-Luc Audhoui au sénat lors du colloque parlementaire *« Le pharmacien de demain, acteur central de la chaîne de soins »*.

Commentaire : La relation patient-pharmacien est importante lors de la prescription de médication officinale dans le traitement au quotidien des affections courantes et symptomatiques, pour l'accompagnement et le suivi des maladies chroniques et concourt avec sécurité et efficacité à la diminution des dépenses de l'assurance maladie.

Juin 2006

Publication de l'enquête du Collectif National des Groupements de Pharmaciens d'Officine (CNGPO) et du Centre de Recherche et D'Etude et d'Observations des Conditions de vie (CREDOC) sur *« le comportement des français face au déremboursement total de classes thérapeutiques »*.

Commentaire : Les patients ne sont pas favorables au déremboursement mais s'il est effectué dans le but de maintenir le remboursement de soins nouveaux et onéreux dans le traitement de maladies graves, alors les patients sont plus enclins à comprendre ces déremboursements. Seul un patient sur dix change de comportement en cas de déremboursements. Les patients sont généralement vigilants sur la quantité conseillée, le nombre de générique proposé et le prix de ces médicaments.

Décembre 2006

Rapport de l'Académie nationale de Pharmacie *« A propos de l'automédication »* établi à la demande du Ministre de la Santé et des Solidarités.
L'Académie s'oppose à la modification de l'article R 4235-55 du code de la santé publique.

Commentaire : La médication officinale est un concept alliant qualité du service, qualité des soins et suivi des thérapeutiques médicamenteuses du patient.

Le circuit traditionnel est à conserver et correspond à une chaîne de responsabilité pharmaceutique.

Recommandations

- Délivrer les PMF sous la responsabilité du pharmacien.
- Accroître le rôle du pharmacien dans la pharmacovigilance.
- Renseigner le dossier pharmaceutique (DP) et le dossier médical personnalisé (DMP).
- Améliorer l'information par l'industrie aux patients et aux pharmaciens en fournissant les informations scientifiques sur les spécialités pharmaceutiques qu'elle propose.
- Former le pharmacien sur la médication officinale est nécessaire et mettre en place une d'une formation continue obligatoire sur l'activité et les risques des médicaments est nécessaire.
- Innover en trouvant de nouvelles molécules ou formes galéniques intéressantes.
- Abandonner le terme de service médical rendu (SMR) au profit de service thérapeutique rendu.

<u>10 janvier 2007</u>
Remise du rapport Coulomb - Baumelou *"Situation de l'automédication en France et perspectives d'évolution"* au Ministre de la santé.

Préconisations : Ce rapport essaie de définir l'automédication comme un comportement et non une catégorie de médicaments, vient ensuite le constat de situation en France où cette définition de l'automédication se précise comme un comportement plus qu'une demande réellement exprimée, exemple pour l'adulte qui aura comme premier réflexe de piocher dans l'armoire à pharmacie puis de se faire conseiller en pharmacie ou de consulter son médecin si les symptômes persistent, alors que pour un enfant c'est généralement la consultation médicale qui vient en premier lieu. Le rapport montre aussi que les Français assimilent efficacité et prescription ainsi qu'efficacité et remboursement, rien ne les a vraiment incité à se prendre en charge sans consultation médicale. Tous ces problèmes sont dus à un déficit de communication au sujet des déremboursements. En conclusion de ce constat de situation il est repris cette phrase qui résume bien la réalité :

« L'automédication peut s'inscrire dans le mouvement de respiration du système de santé avec inspiration de soins nouveaux, souvent coûteux, et expiration de soins mineurs et banalisés ».

Ce rapport propose d'adapter le médicament de médication officinale en apportant l'adjonction d'une allégation afin de le distinguer des autres types de médicament (de la même façon que le générique «Gé»), de garder le même circuit de distribution et de répondre aux mêmes exigences d'AMM des médicaments classiques avec des notions supplémentaires comme la lisibilité de la notice pour le patient de façon impérative, un essai d'efficacité en situation d'automédication, une posologie spécifique à l'automédication, une évaluation du risque spécifique, l'évaluation des interactions médicamenteuses, du surdosage et de la dépendance par la démarche volontaire de l'industriel. La pharmacovigilance devra être adaptée à ces médicaments de médication officinale.

Un délistage cohérent de PMO (Prescription Médicale Obligatoire) et de molécules innovantes suivant les différentes affections possibles du patient devra être effectué afin de ne pas alimenter la médication officinale avec seulement les médicaments déremboursés pour SMR insuffisant. Il propose de le remplacer par « Médicaments non prioritaires ». Il sera nécessaire de clarifier le marché en supprimant la coexistence des PMF remboursés ou non pour une même molécule.

Il propose une expérimentation d'une mise en avant devant le comptoir et une meilleure information sur les prix des médicaments non remboursés,

La communication devra être importante vis à vis du public et des professionnels de santé.

Ce rapport propose d'exclure les patients particuliers comme les insuffisants rénaux et hépatiques ainsi que les patients poly pathologiques, du champ de la liberté de choix et d'achat des médicaments PMF.

Enfin, il faut laisser le choix aux mutuelles de la prise en charge ou non de ce petit risque.

Juin 2007

75

Un rapport sur l' « *Impact économique des déremboursements des médicaments à SMR insuffisant en 2006* » est présenté par la mutualité française. La mutualité française est un groupement de mutuelle rassemblant 2002 organismes complémentaires et couvrant 38 millions de personnes en France.

Commentaire : On observe une baisse de 50% des prescriptions pour ces médicaments déremboursés et une augmentation de 33% de la demande en volume qui ne comble pas la baisse des prescriptions. Cependant en chiffre d'affaires la baisse est moins forte (-41%) du fait de l'augmentation des prix provenant des industriels (+36%) observée entre mars et août 2006. Depuis les prix restent stables, notons que la TVA est passée de 2,1% à 5,5%. L'étude montre que le comportement des prescripteurs est de limiter la prescription de médicaments non remboursés, il existe donc une corrélation positive entre le statut de remboursement d'un médicament et l'opportunité de sa délivrance sur prescription. Par ailleurs, certains les patients se sont tournés spontanément vers une demande directe en pharmacie mais cette démarche reste insuffisante pour compenser la baisse des volumes de prescription. Les patients acquièrent ces médicaments s'ils leur sont prescrits or ils le sont de moins en moins car moins bien remboursés.

01 janvier 2008

Déremboursement total des 62 médicaments de la classe des veinotoniques.

19 février 2008

Publication du livre blanc de la pharmacie d'officine en France.

Commentaire : Ce livre blanc revient sur la question de l'automédication et le rôle du pharmacien: il doit seconder le souhait d'automédication du patient en transformant celui-ci par de la médication officinale, dans le cadre offrant la meilleure sécurité sanitaire possible, celui de l'officine.
Il est abordé ensuite la question des médicaments que l'on retrouve dans la catégorie médicaments de médication officinale, certes différente d'un pays à l'autre. Pourquoi ne pas harmoniser les listes pour en faire une liste européenne comme il

existe une AMM européenne. Le circuit de distribution ne doit pas changer et une réflexion générale sur le prix de la médication officinale doit être menée entre les pharmaciens, leurs organisations, et les industriels (éviter de réduire excessivement les gammes). Le patient doit être informé sur les prix, ce livre blanc propose un code de bonne conduite. Enfin, il reprend l'idée d'une concertation avec l'assurance maladie et les systèmes d'assurance complémentaire pour la prise en charge de la médication officinale, développée dans le livre blanc du collectif des groupements de pharmaciens en 2006 (logique de paniers de soins).

Juin 2008

Publication du mémento « *Le médicament* » par la mutualité française, avec les chiffres clés du médicament en France en 2007 et son financement par les mutuelles.

Commentaire : Le médicament est le 3ème poste de dépense dans la santé (après les soins hospitaliers et les soins ambulatoires) représentant 30,7€ milliards d'euros en 2007 en pharmacie soit une hausse de 4,4% par rapport à 2006. 90% de ce chiffre représente le médicament prescrit et remboursé. Les 10% restants représentent pour 61% les médicaments demandés par le patient et pour 39% les médicaments prescrits non remboursables. La part des médicaments achetés sans ordonnance s'est élevée à 1,93 milliards d'euros soit 6,3% du marché des médicaments vendus en pharmacie d'officine.

Suite aux déremboursements successifs les patients ont augmenté leurs acquisitions de médicaments sans prescription entre 2005 et 2007, elles ont augmenté de 7% par an.

Les dépenses de santé par patient et par an ont progressé de 413 à 434€ entre 2004 et 2007.

La part du chiffre d'affaire du générique a augmenté de 22,1% et a permis d'économiser 1,16 milliards d'euros en 2007 contre 0,88 milliards en 2006.

Le financement des médicaments provenait, en 2006, de la sécurité sociale à hauteur de 68%, des complémentaires à hauteur de 13%, des patients à hauteur de 12%, les 7% restants sont répartis de la façon suivante :

- 4% pour les sociétés d'assurances
- 2% pour les institutions de prévoyance
- 1% pour l'État, les collectivités locales

01 juillet 2008

Publication au journal officiel du décret du 30 Juin 2008 relatif aux médicaments disponibles en accès direct dans les officines de pharmacie accompagné de la liste de ces médicaments → douze à base de plantes et dix-huit spécialités homéopathiques.

26 août 2008

Publication au journal officiel de la première actualisation de la liste des médicaments autorisés à passer devant le comptoir dans les officines de pharmacie.

- Trois spécialités non commercialisées disparaissent de la liste: Baséal® 5 mg/ml, Pectosan® toux sèche adulte et Calmodren®.
- Une spécialité est remplacée: Imossel® 2 mg → Imodiumcaps® 2 mg (gélule).
- Huit nouvelles spécialités font leur entrée dans la liste :
    - Advilcaps® 200 mg, Advilcaps® 400 mg (capsule molle), Adviltab® 400 mg (comprimé enrobé)
    - Dermaspraid® Antiseptique solution pour application cutanée
    - Les sirops Drill® Expectorant adulte 5 % et Vicks® Expectorant adulte 200 mg/15 ml, les pastilles Drill® citron-menthe
    - Les gélules Lopéramide Sandoz® Conseil 2 mg

25 novembre 2008

Le Journal officiel du 25 novembre actualise la liste des spécialités autorisées à passer en accès direct. Celle-ci s'enrichit de dix-neuf médicaments allopathiques et de trois médicaments homéopathiques.

Commentaire: Cette publication du 26 août 2008 de la mise à jour de la liste autorisée pose quelques problèmes.

78

En effet, tout médicament possède une posologie, des doses maximales étudiées et validées par l'AMM mais aussi des interactions entre molécules et des contre-indications.

A quoi correspond l'inscription d'un médicament sur une liste (I, II, Stupéfiants) ?

Texte Européen :

Un médicament contient des substances actives inscrites sur une liste I ou II. Leurs inscriptions sont établies en fonction de l'ensemble des risques, directs ou indirects, qu'ils peuvent faire courir à la santé humaine, qu'ils soient utilisés en suivant la notice ou non. Ces substances actives répondent donc à certains critères :

- Toxicité aiguë et chronique
- L'expérience clinique acquise au cours de l'utilisation (effets indésirables, précautions d'emploi, interactions, etc.)
- Leurs effets attendus et leurs indications thérapeutiques
- Dans le cas d'associations de substances actives dans un médicament,
  il est tenu compte des phénomènes de synergie ou d'antagonisme.

Les critères généraux d'inscription sur les listes sont les suivants :

Liste I :

- Substances actives des médicaments indiqués dans des maladies justifiant un traitement de courte durée et/ou pour lesquelles une surveillance médicale continue est nécessaire, soit en raison de leurs effets indésirables potentiels, soit en vue d'un contrôle de l'efficacité du traitement
- Substances actives des médicaments administrés en vue d'établir un diagnostic
- Substances actives possédant un mode d'action pharmacologique nouveau

Liste II:

- Substances actives des médicaments pour lesquels le patient peut poursuivre le traitement régulier ou intermittent sans un nouvel avis médical, et pour lesquelles les effets indésirables sont bien connus et n'imposent pas d'examen clinique fréquent.

Enfin les substances actives du médicament ne répondant pas aux critères cités plus haut, seront classées dans la catégorie des «médicaments non soumis à ordonnance». Les médicaments non soumis à ordonnance s'entendent comme disposant d'une autorisation de mise sur le marché valide délivrée par une autorité compétente. Il est possible que certaines substances actives contenues dans des médicaments non soumis à ordonnance puissent entrer dans la composition de médicaments dotés du même code ATC (classification Anatomique, Thérapeutique et Chimique), mais soumis à prescription du fait de conditions d'utilisation particulières des médicaments en question.

Texte Français :

Article L5132-6 modifié par Ordonnance 2007-613 2007-04-26 art, 28 1° JORF 27 avril 2007: [19]

Les listes I et II mentionnées au 4° de l'article L. 5132-1 comprennent :

1. Les substances dangereuses mentionnées au I° de l'article L5132-1 qui présentent pour la santé des risques directs ou indirects ;
2. Les médicaments susceptibles de présenter directement ou indirectement un danger pour la santé ;
3. Les médicaments à usage humain contenant des substances dont l'activité ou les effets indésirables nécessitent une surveillance médicale ;
4. (Abrogé)
5. Tout autre produit ou substance présentant pour la santé des risques directs ou indirects.

La liste I comprend les substances ou préparations, et les médicaments et produits présentant les risques les plus élevés pour la santé.
Ainsi l'alinéa n°4 (abrogé) relatait :
Les produits insecticides ou acaricides destinés à être appliqués à l'homme et susceptibles de présenter directement ou indirectement un danger pour la santé.
Une catégorie a été supprimée de cette liste I et II.

Dans le cadre d'une volonté politique de protection maximum tout médicament nécessite l'avis d'un médecin ou d'un pharmacien pour être utilisé. Dans le cas contraire, une déréglementation s'installe et laisse à disposition du public des molécules plus ou moins nocives. C'est un choix, pas forcément judicieux, fait par certains pays dont la France maintenant.

Ce choix crée des incohérences comme la mise en accès direct au public d'une molécule appartenant à des médicaments inscrits par ailleurs sur la liste II. Comment intégrer une molécule active à dosage identique dans toutes les catégories ? Comment un médicament peut être PMO, PMF à la fois, même avec une réduction du nombre de prises dans une boite sachant que le public peut maintenant en acheter des dizaines dans une même pharmacie ! En terme de protection sanitaire, cela n'a aucun sens ! C'est le cas, par exemple, du Lopéramide 2 mg et de l'Ibuprofène 400 mg de la liste « accès direct ».

Malgré tout, certaines spécialités bénéficient d'une exonération de dose par prise et pour la quantité totale remise au public, cela peut se concevoir si et seulement si la mise à disposition du médicament est faite sous la responsabilité et le contrôle du pharmacien. Ces doses d'exonération n'ont d'intérêts que pour la prescription d'un médicament par le pharmacien, à une posologie efficace pour une durée de déterminée en surveillant l'évolution de la situation pathologique du patient.

a. À L'ÉTRANGER

Cette mise en accès direct du médicament est une notion existant déjà dans quelques pays européens et anglo-saxons avec cependant des différences notables selon le pays, de plus on parle plus souvent de libre accès ou libre service (autres points de vente que l'officine) où le patient a une totale liberté du choix de ces médicaments. Les pays autorisant le libre accès à l'officine sont les suivants : Angleterre, Canada, Danemark, Etats-Unis, Finlande, France, Grèce, Italie, Norvège, Pays-Bas, Slovénie, Suède, Suisse.

Parmi cette liste, quelques pays permettent également la vente en dehors du circuit traditionnel (Laboratoire +/- Grossiste → Officine) : Angleterre, Canada, Danemark, Etats-Unis, Italie, Norvège, Pays-Bas, Suisse.

Certains pays permettent la vente de classes bien précises de médicaments en dehors du circuit traditionnel mais ne permettent pas le libre accès à l'officine : Allemagne, Hongrie, Pologne.

En Angleterre, on classe les médicaments en trois catégories. Tout d'abord les médicaments à prescription obligatoire (POM list = PMO selon la terminologie européenne) disponibles en pharmacie et généralement remboursés ; viennent ensuite les médicaments sans prescription médicale mais vendus exclusivement en pharmacie (pharmacy only) désormais réservés à la prescription pharmaceutique. Le lopéramide, l'ibuprofene et la terfenadine ont été les premières molécules à faire leur entrée sur cette liste en 1983.

Pour ces médicaments, un guide décisionnel est mis à disposition des pharmaciens rappelant les objectifs du traitement, l'information à apporter (indication, effets indésirables...), le mode d'évaluation du risque individuel (pour chaque patient), les conseils à donner, les patients ciblés c'est à dire :

- Les patients pouvant bénéficier des conseils
- Les patients qu'il faut orienter vers le médecin généraliste
- Les patients qui bénéficient des conseils et de la prescription par le pharmacien du médicament.

Ce guide décisionnel se termine par le document 1 présenté ci après.

Actuellement cette liste compte plus de 60 molécules, avec l'arrivée en 2004 de la simvastatine, le sumatriptan en 2006 et le naproxène en 2008, ce mouvement devrait se poursuivre dans les prochaines années.

De cette liste, certaines molécules ont été transférées (exemple du loperamide en 1997) vers la dernière catégorie de médicaments qui sont en vente libre (général sales list). Ces médicaments se retrouvent en vente dans les épiceries ou les stations-service. On y retrouve les médicaments contenant de l'aspirine, du paracétamol, avec des dosages restreints, des conditionnements plus petits et l'information est adaptée au public. Ils correspondent aux médicaments OTC ou over the counter medicines. La première molécule introduite sur cette liste est l'aspirine en 1994.

Depuis la mise en place de ce libre service, le marché de ces médicaments à l'officine a diminué. Aujourd'hui, les 13 000 officines britanniques représentent 60% des parts de marché de l'OTC laissant le reste du marché aux 100 000 autres points de ventes autorisés, cela nous montre que malgré tout la population a encore une forte attirance vers le professionnel de santé pour la prise en charge du petit risque et la demande de conseil.

A noter: Actuellement, des débats sont instaurés dans les pays anglo-saxons où en raison de décès survenus à cause de la surconsommation des médicaments vendus en grande surface, les autorités sanitaires souhaiteraient faire marche arrière et limiter l'accès pour ces médicaments. Une fois la boîte de Pandore du libéralisme sauvage ouverte, il est difficile de revenir en arrière.

(SOURCE : VOTRE PHARMACIEN ET VOUS. ALTAL EDITION. PAGE 40.)

APPENDIX A: ALGORITHM

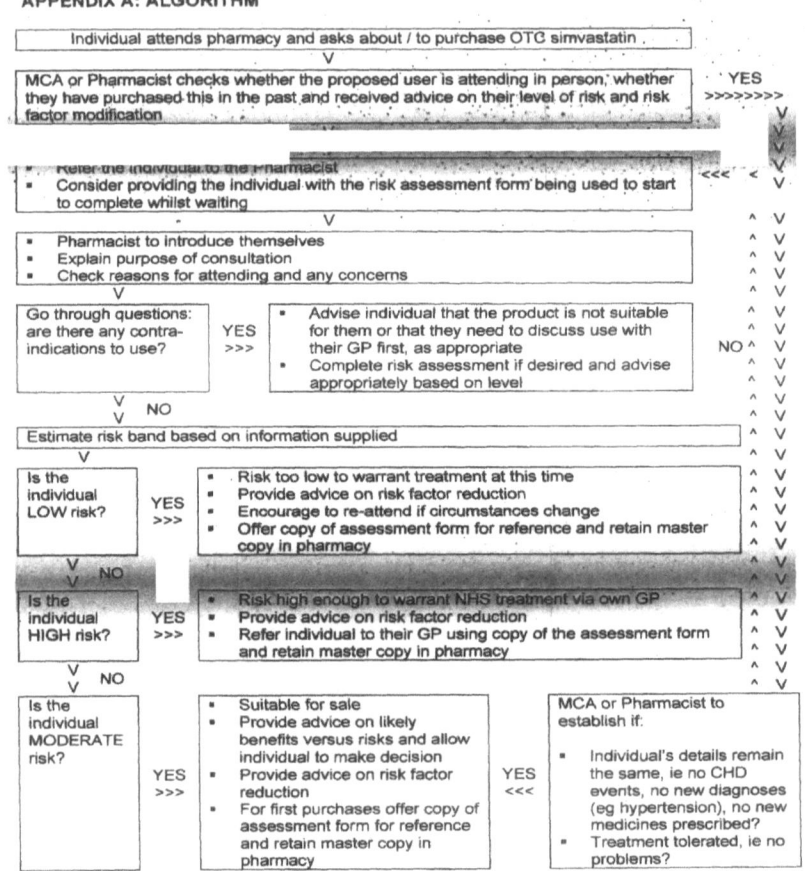

Aux Etats-Unis les médicaments non soumis à prescription médicale peuvent être vendus en libre accès dans les pharmacies, les magasins d'alimentation et les grandes surfaces sauf les spécialités à base de codéine ou d'éphédrine.

Au Canada, chaque région applique, son système, les médicaments à prescription facultative (MPF) se retrouvent en pharmacie et d'autres magasins ou seulement en pharmacie. Ils sont non remboursés et soumis à un contrôle des prix.

En Italie, les MPF sont autorisés à la vente en grandes surfaces dans un espace dédié et géré par un pharmacien (comme pour le Portugal) depuis l'été 2006. Ces médicaments sont accompagnés d'un message spécifique sur l'emballage et d'un logo pour les reconnaître plus facilement. Certains MPF sont remboursables en pharmacie selon la pathologie.

Aux Pays-Bas, les médicaments de prescription obligatoire sont disponibles uniquement en pharmacie. Les MPF sont classés en trois catégories depuis mars 2007 en fonction des risques soit: ceux dont la distribution est réservée à la pharmacie, ceux relevant de la pharmacie et des drugstores (OTC) et ceux vendus en grandes et moyennes surfaces dotés d'une licence spéciale. Tous les MPF et les molécules équivalentes à prescription médicale obligatoire sont déremboursés. Ces MPF sont en accès libre.

En Allemagne, la vente des médicaments est réservée aux pharmacies, à l'exception d'une liste de produits autorisée à être vendues dans les supermarchés, les drogueries, les drugstores, celle-ci contenant les tisanes, la phytothérapie et les compléments alimentaires. Le reste, réservé au pharmacien, était jusqu'en 2004 remboursé en cas de prescription. Depuis cette date le marché de la médication officinale est passé de 5 milliards d'euros à 3,7 milliards d'euros en 2007.

Le déremboursement de médicaments ne permet donc pas d'augmenter cette médication officinale, on en voit l'exemple ici avec l'Allemagne mais ce n'est pas un cas isolé.

En effet la Suisse et l'Angleterre sont également en perte de vitesse comme le montre ce tableau sur l'évolution de la part de la médication officinale en valeur par rapport à la consommation totale de médicaments entre 1994 et 2005 :

Tableau 1 : Évolution de la part de la médication officinale en valeur par rapport à la consommation totale de médicaments.

	1994	2003	2004	2005

Allemagne	18%	12,0%	14,4%	14,4%
Angleterre	11,0%	17,6%	16,8%	12,0%
Suisse	29,0%	19,2%	17,6%	17,2%
France	11,0%	7,5%	7,0%	6,0%

N.B. : Les chiffres de 1994 sont extraits du rapport de Claude Le Pen

«Automédication et maîtrise des dépenses de santé en France »

Leur source est la suivante : IMS. Panel Pharmatrend, cumul mobile août 1997.

Les critères de calculs, à l'évidence ne font pas la distinction des MPF dans un cadre de prescription médicale remboursable et hors prescription.

On remarque pour les années 2003 à 2005 que les méthodes de calculs ciblent plus correctement leurs objectifs.

Le cas de l'Angleterre montre une part de 11 %, de médication officinale en 1994, or c'est à partir de cette date que certains médicaments sont mis en libre service. Cette part de médication a augmenté pour atteindre 17,6 % en 2003 puis a fondu comme neige au soleil jusqu'en 2005 à 12 % pour se retrouver au même niveau qu'en 1994.

Les chiffres 2003 à 2005 sont extraits du graphique n°5 page 7 du rapport Coulomb - Baumelou « *Situation de l'automédication en France et perspectives d'évolution* ».

Les chiffres en 2004 et 2005 pour la France montre une stabilisation de la médication officinale, ce chiffre approche 8% en 2006 soit une légère augmentation selon la source *IMS Health © Consumer Health Source Panel Pharmatrend*.

Le panier moyen par an de la médication officinale représente en 2005 :

26,84 € / France   43,61 € / Angleterre

46,96 € / Italie   62,61 € / Allemagne

Ces valeurs sont à relativiser compte tenu des différences de prix importantes constatées entre chaque pays.

On remarque que les conceptions différentes selon chaque pays entraînent une appréciation et une moralité différente. Ainsi, dans les pays les plus libéraux que sont l'Angleterre et les Etats-Unis, la notion de la dangerosité potentielle des médicaments ainsi que la technicité complexe de leur bonne utilisation n'est pas reconnue à 100%, lorsqu'ils sont en accès direct au patient. Ces pays adoptent un comportement plus laxiste que le nôtre, n'ayant pas la même notion de protection de la personne et de sa santé.

D'autres pays de l'Europe copient et suivent timidement et prudemment. Il est clair, à voir la disparité des situations entre les différents pays, que ce n'est pas une affaire corporatiste des pharmaciens, qui eux ont les mêmes problèmes face à la santé quel que soit le pays du monde, mais bien une appréciation politique particulière spécifique à chaque Etat, de s'essayer plus ou moins au modèle anglo-saxon.

b. OBJECTIFS

Les principaux objectifs du libre accès avaient été évoqués par Madame Roselyne Bachelot, ministre de la santé, de la jeunesse et des sports en septembre 2007 : « Je suis favorable à la mise à disposition devant le comptoir de médicaments non remboursables (...) Qu'on l'appelle automédication ou médication familiale, l'essentiel est que cette forme de médication puisse être accompagnée d'un conseil pharmaceutique avisé. Cette disposition permettra une plus grande transparence, un exercice de la concurrence plus performant, et une information mieux structurée concernant le bon usage des médicaments ».

Le décret publié le 1er juillet 2008 rappelle clairement les objectifs de la mise à disposition de certains médicaments devant le comptoir des pharmacies :

- Améliorer l'accès des patients à une information adaptée et de qualité sur les médicaments qu'ils utilisent sans consultation médicale
- Leur offrir un choix éclairé et accompagné de conseils individualisés pouvant prendre en compte l'ensemble de leur parcours de soins (suivi du dossier pharmaceutique) ;
- Maintenir toutes les garanties d'accessibilité, de disponibilité et de

sécurité sanitaire qu'apportent les officines de pharmacie en France: proximité, service de permanence, équipe professionnelle dédiée et responsable, soumise au contrôle de l'inspection de la pharmacie et de l'Ordre de pharmaciens, absence de contrefaçons, obligation de refus de vente et d'orientation vers le médecin en cas de doute, etc.

- Offrir des prix publics concurrentiels et améliorer le pouvoir d'achat des citoyens.

Il est important de préciser que la démarche du libre accès est volontaire. Cependant, Roselyne Bachelot incite les pharmaciens à le mettre en place en soulignant : « le libre accès est précisément la meilleure manière de protéger le monopole pharmaceutique et d'assurer la sécurité des consommateurs, ce qui est d'ailleurs autrement plus important, ».

III. CADRE JURIDIQUE ENTOURANT LA MISE EN PLACE DU LIBRE ACCÈS

La possibilité de mettre en libre accès des médicaments de PMF est l'aboutissement d'une longue réflexion engagée par les différents acteurs de la chaîne du médicament, à travers des groupes de travail au sein de l'Afssaps, mais aussi de l'Ordre des Pharmaciens, des associations d'industriels du médicament (LEEM, AFIPA) et auprès des associations de consommateurs. Le fruit de cette réflexion est le décret n° 2008-641 du 30 juin 2008 relatif aux médicaments en accès direct dans les officines.

Offrir la possibilité aux clients d'une pharmacie de se servir eux-mêmes de médicaments est un véritable bouleversement pour la profession. Pour garantir le bon usage du médicament et éviter que le médicament ne soit considéré comme un produit de consommation courante, le pharmacien doit à tout prix maîtriser les différentes composantes du libre accès. L'étude du décret nous aide à mieux en comprendre le sens, les impacts pour la profession et son application au sein de l'espace officinal. Le libre accès se révèle alors une réelle opportunité pour l'exercice de notre métier, tant pour l'aspect commercial que pour l'accompagnement des clients-patients dans leurs traitements.

A. LE DECRET

Décrets, arrêtés, circulaires

TEXTES GÉNÉRAUX

MINISTÈRE DE LA SANTÉ, DE LA JEUNESSE, DES SPORTS ET DE LA VIE ASSOCIATIVE

Décret n° 2008-641 du 30 juin 2008 relatif aux médicaments disponibles en accès direct dans les officines de pharmacie

NOR : SJSP0808252D

Le Premier ministre,

Sur le rapport de la ministre de la santé, de la jeunesse, des sports et de la vie associative,

Vu le code de la santé publique, notamment ses articles L. 4235-1 et L. 5322-2 ;

Vu le code de la sécurité sociale ;

Vu la délibération du Conseil national de l'ordre des pharmaciens du 10 mars 2008 ;

Le Conseil d'Etat (section sociale) entendu,

Décrète :

Art. 1er. – Le chapitre Ier du titre II du livre Ier de la cinquième partie du code de la santé publique est modifié comme suit :

1° La section 14 devient la section 15 et l'article R. 5121-202 devient l'article R. 5121-206.

2° Il est rétabli une section 14 ainsi rédigée :

« Section 14

« Inscription sur la liste des médicaments de médication officinale

« *Art. R. 5121-202.* – Le directeur général de l'Agence française de sécurité sanitaire des produits de santé fixe la liste des médicaments, dits médicaments de médication officinale, que le pharmacien d'officine peut présenter en accès direct au public dans les conditions prévues à l'article R. 4235-55. Elle est publiée au *Journal officiel* de la République française.

« Sur demande du titulaire de l'autorisation de mise sur le marché ou de la personne ayant procédé à l'enregistrement prévu à l'article L. 5121-14-1 et après avis de la commission d'autorisation de mise sur le marché, le directeur général inscrit sur cette liste les médicaments dont :

« 1° L'autorisation de mise sur le marché n'indique pas qu'ils sont soumis à prescription au titre d'une des catégories prévues à l'article R. 5121-36 ;

« 2° Les indications thérapeutiques, la durée de traitement et les informations figurant dans la notice permettent leur utilisation, avec le conseil particulier du pharmacien d'officine prévu à l'article R. 4235-48, sans qu'une prescription médicale n'ait été établie ;

« 3° Le contenu du conditionnement en poids, en volume ou en nombre d'unités de prise est adapté à la posologie et à la durée de traitement recommandées dans la notice ;

« 4° L'autorisation de mise sur le marché ou la décision d'enregistrement ne comporte pas d'interdiction ou de restriction en matière de publicité auprès du public en raison d'un risque possible pour la santé publique.

« *Art. R. 5121-203.* – Le directeur général de l'Agence française de sécurité sanitaire des produits de santé peut, par décision motivée, refuser d'inscrire un médicament sur la liste mentionnée à l'article R. 5121-202 pour tout motif de santé publique, notamment lorsque le rapport entre le bénéfice et les risques liés au médicament tel qu'il est défini au premier alinéa de l'article L. 5121-9 est en cours de réévaluation.

« *Art. R. 5121-204.* – Le directeur général de l'Agence française de sécurité sanitaire des produits de santé peut suspendre ou supprimer l'inscription d'un médicament de la liste prévue à l'article R. 5121-202 si les conditions posées à cet article ne sont plus remplies ou pour tout motif de santé publique, notamment lorsque le rapport entre le bénéfice et les risques liés au médicament tel qu'il est défini au premier alinéa de l'article L. 5121-9 est en cours de réévaluation.

90

« La décision du directeur général prévue à l'alinéa précédent est motivée et ne peut intervenir, sauf en cas d'urgence, qu'après que le demandeur a pu présenter des observations écrites et, le cas échéant, sur sa demande, des observations orales. »

Art. 2. – Est ajouté à l'article R. 4235-55 du code de la santé publique un troisième alinéa ainsi rédigé :

« Toutefois, le pharmacien titulaire ou le pharmacien gérant une officine peut rendre directement accessibles au public les médicaments de médication officinale mentionnés à l'article R. 5121-202. Ces médicaments doivent être présentés dans un espace dédié, clairement identifié et situé à proximité immédiate des postes de dispensation des médicaments et d'alimentation du dossier pharmaceutique mentionné à l'article L. 161-36-4-2 du code de la sécurité sociale, de façon à permettre un contrôle effectif du pharmacien. Ce dernier met à la disposition du public les informations émanant des autorités de santé relatives au bon usage des médicaments de médication officinale. »

Art. 3. – Après le cinquième alinéa, il est inséré à l'article R. 5125-9 du code de la santé publique un alinéa ainsi rédigé :

« Toutefois, les médicaments de médication officinale mentionnés à l'article R. 5121-202 peuvent être présentés au public en accès direct dans les conditions prévues à l'article R. 4235-55. »

Art. 4. – La ministre de la santé, de la jeunesse, des sports et de la vie associative est chargée de l'exécution du présent décret, qui sera publié au *Journal officiel* de la République française.

Fait à Paris, le 30 juin 2008.

FRANÇOIS FILLON

Par le Premier ministre :

La ministre de la santé,
de la jeunesse, des sports
et de la vie associative,
ROSELYNE BACHELOT-NARQUIN

Ce décret semble réduire l'appellation « médicament de médication officinale » à la seule liste autorisée en accès direct. C'est un point de rédaction qui méritera d'être modifié si une classification européenne simple et claire de catégories de médicaments venait à voir le jour.

B.   LE CODE DE DÉONTOLOGIE [20]

Le Conseil national de l'Ordre des pharmaciens est chargé par la loi (art. L 4235-1 du code de la santé publique) de préparer un code de déontologie qui est dicté par le Premier ministre sous la forme d'un décret en Conseil d'État.

Ce code est un ensemble de 77 articles insérés dans le code de la santé publique (art. R. 4235-1 à R. 4235-77). Il s'impose à tous les pharmaciens inscrits au tableau de l'Ordre.

C'est l'article R. 4235-55 qui a été modifié pour permettre le libre accès au médicament pour le patient par les pharmaciens qui le désirent :

« *L'organisation de l'officine où de la pharmacie à usage intérieur doit assurer la qualité de tous les actes qui y sont pratiqués. Le pharmacien veille à ce que le public ne puisse accéder directement aux médicaments et à ce que ceux-ci soient dispensés avec la discrétion que requiert le respect du secret professionnel.*
Toutefois, le pharmacien titulaire ou le pharmacien gérant une officine peut rendre directement accessibles au public les médicaments de médication officinale mentionnés à l'article R.5121-202. Ces médicaments doivent être présentés dans un espace dédié, clairement identifié et situé à proximité immédiate des postes de dispensation des médicaments et d'alimentation du dossier pharmaceutique mentionné à l'article L. 161-36-4-2 du code de la sécurité sociale, de façon à permettre un contrôle effectif du pharmacien. Ce dernier met à la disposition du public les informations émanant des autorités de santé relatives au bon usage des médicaments de médication officinale ».

Le décret mentionne également l'article R.4235-48 rappelant le rôle de conseil du pharmacien pour la délivrance de médicaments sans prescription médicale ou la non délivrance au patient suivant son état physiologique si celui-ci nécessite une consultation médicale. Il a le devoir par des conseils appropriés et dans le domaine de ses compétences, de participer au soutien apporté au patient.

C. LE CODE DE LA SECURITE SOCIALE :

Le Code de la Sécurité Sociale français est un recueil d'articles législatifs ou réglementaires, ayant pour fonction de déterminer le financement, l'organisation, le fonctionnement et le régime juridique général de la sécurité sociale.

Quel apport dans le décret ?

Le décret mentionne l'article L161-36-4-2 du code de sécurité sociale afin d'alimenter le dossier pharmaceutique lors d'une prescription de médication officinale à un patient.

Cet article créé par la Loi n°2007-127 du 30 janvier 2007 - art. 25 (V) et publié au journal officiel du 1er février 2007 stipule :

« Afin de favoriser la coordination, la qualité, la continuité des soins et la sécurité de la dispensation des médicaments, produits et objets, définis à l'article L. 4211-1 du code de la santé publique, il est créé, pour chaque bénéficiaire de l'assurance maladie, avec son consentement, un dossier pharmaceutique dont les informations alimentent le dossier médical personnel mentionné à l'article L. 161-36-1 du présent code, dans des conditions précisées par le décret prévu à l'article L. 161-36-4.

Sauf opposition du patient quant à l'accès du pharmacien à son dossier pharmaceutique et à l'alimentation de celui-ci, tout pharmacien d'officine est tenu d'alimenter le dossier pharmaceutique à l'occasion de la dispensation.

La mise en œuvre du dossier pharmaceutique est assurée par le Conseil national de l'ordre des pharmaciens mentionné à l'article L. 4231-2 du code de la santé publique».

D. LISTE DES MEDICAMENTS CONCERNES PAR LE LIBRE ACCES [21]

Afin d'atteindre les objectifs cités, l'Afssaps a publié des documents à l'attention des pharmaciens et des clients-patients en vue d'une bonne pratique du libre accès. Ces documents complètent les informations données dans le décret. Ils précisent la liste des médicaments de médication officinale autorisés à passer devant le comptoir, la manière de présenter ces médicaments dans l'officine, et les moyens d'information disponibles.

Les médicaments concernés par le libre accès font partie des médicaments de médication officinale.

Un médicament est dit de médication officinale lorsqu'il est destiné à soigner des symptômes courants pendant une courte période, qui ne nécessitent pas l'intervention d'un médecin et doivent être accompagnés des conseils du pharmacien. Il dispose de plus d'un conditionnement (dosage, durée de traitement) et d'une notice adaptés.».

L'Afssaps a été chargée de définir la liste des médicaments concernés par le libre accès selon des critères visant à garantir la sécurité sanitaire et la sécurité des patients, les médicaments en accès direct doivent pouvoir être utilisés dans le cadre de l'automédication. Ils ne nécessitent ni d'ordonnance, ni l'intervention d'un médecin que ce soit pour le diagnostic, l'initiation ou encore la surveillance du traitement.

Les substances rentrant dans la composition de ces médicaments d'automédication présentent toutes les caractéristiques garantissant leur utilisation en toute sécurité:

93

- substance depuis longtemps sur le marché, n'ayant pas entraîné d'effets secondaires fréquents ou graves ;
- substance dont la dose efficace est très inférieure à la dose toxique (=marge thérapeutique très sécuritaire) ;
- substance interférant peu avec d'autres médicaments.

Certains médicaments ayant des contre-indications majeures, des interactions médicamenteuses ou à usage pédiatrique, ont été ainsi été exclus de la liste du fait de leur niveau de sécurité insuffisant pour une utilisation en automédication.

Un médicament est inscrit sur la liste des médicaments de médication officinale par le directeur général de l'Afssaps sur demande du titulaire de l'autorisation de mise sur le marché et après avis de la commission d'AMM.

La première liste a été publiée au Journal Officiel de la République Française le 1er juillet 2008 et est disponible sur le site internet de l'Afssaps. Elle comptait 217 spécialités pharmaceutiques, 12 médicaments à base de plante et 19 médicaments homéopathiques. Le 10 octobre 2008, 22 nouvelles spécialités ont été autorisées à passer devant le comptoir. Des produits leaders du marché de la médication officinale ont été ajoutées, notamment Fervex®, Mucomyst®, Fluimicil®.

Cette liste est amenée à être complétée en fonction des nouvelles demandes des mises à disposition en accès direct que feront les industriels et qui seront évaluées par l'Afssaps sur les mêmes bases.

1. Rôle et position des industries de santé

Tous les médicaments nécessitent, pour être vendus en officine, l'octroi d'une Autorisation de Mise sur le Marché (AMM) délivrée par l'Afssaps. Cette AMM repose sur trois axes :

- la qualité,
- la sécurité,
- l'efficacité.

L'examen par l'Afssaps des qualités et propriétés du médicament est identique, quel que soit son statut à l'égard de la prescription médicale et du remboursement (qui n'est décidé qu'ultérieurement).

Tout nouveau médicament destiné à un usage en automédication doit ainsi avoir démontré une efficacité supérieure au placebo dans des études cliniques de bonne qualité et présenter un rapport bénéfice/risque favorable, comme cela est rappelé dans l'avis aux fabricants des spécialités de PMF de Mai 2005 (BO n°2005-8, annonce n°32)

Des études complémentaires spécifiques à l'automédication peuvent compléter le dossier clinique et sont d'autant plus indispensables que la population cible est différente, en automédication, de celle incluse dans les précédentes études d'efficacité. Ces essais répondent à des questions spécifiques à l'automédication tout en respectant une méthodologie adaptée :

- tests de lisibilité de la notice tels qu'ils sont prévus par la directive européenne 2004/27/CE, [22]

- essais d'efficacité en situation d'automédication,

- essais d'efficacité d'une posologie spécifique à l'indication d'automédication,

- évaluation d'un risque spécifique et des conséquences éventuelles d'utilisation d'un médicament d'automédication sur le devenir de la maladie (risque pour les patients de voir apparaître des complications dues au retard de diagnostic),

- évaluation des risques pris par le malade lors de la prise d'un traitement d'automédication sans surveillance médicale : interactions médicamenteuses, risque de surdosage, apparition d'une dépendance ; répercussions en termes de santé publique vis-à-vis de la consommation d'autres médicaments.

Ces études (mis à part les tests de lisibilité) restent du domaine d'une démarche volontaire de l'industriel. Ces développements peuvent être plus ou moins couteux et ne s'envisagent pour l'industriel, qu'avec l'assurance qu'un concurrent ne pourra pas utiliser les résultats des études cliniques qu'il a conduites pour faire enregistrer son propre médicament. Ainsi, les nouvelles dispositions européennes publiées en mars 2004 prévoient une protection administrative des données nouvelles du dossier en cas de changement de classification en matière de prescription. Cette protection supplémentaire d'une durée de un an interdit aux autorités de santé et aux autres fabricants de se référer aux résultats de ces essais en vue d'évaluer une demande de changement de statut de prescription portant sur la même substance et émanant d'un autre industriel.

2. Les critères d'éligibilité au libre accès d'un médicament de PMF

Le décret du 30 juin 2008 impose des conditions d'éligibilité aux médicaments de PMF destinés au libre accès. Pour l'essentiel, le médicament doit avoir :

- une indication adaptée au traitement pathologies bénignes
- une durée de traitement limitée
- une notice d'avantage compréhensible du public
- un conditionnement adapté à la posologie et à la durée du traitement.

Une liste définie d'indications

L'annexe I de l'avis aux fabricants, paru au BO du 15/09/2005, répertorie la liste des indications ou des situations cliniques pouvant relever d'une prise en charge autonome par le patient. Une mise à jour de cette liste a été réalisée, sur la base des évaluations des AMM réalisées par le groupe de travail Prescription Médicale Facultative (PMF). Cette mise à jour permet ainsi de définir les indications ou les situations cliniques reconnues comme adaptées à un usage en PMF.

Une durée de traitement limitée

Limiter la durée des traitements est une règle de bon usage du médicament d'automédication, afin de ne pas inciter à la surconsommation en l'absence d'amélioration de l'état du patient. En effet en cas de persistance des symptômes au-delà de cette période un renvoi vers le médecin est nécessaire pour instaurer un traitement basé sur un diagnostic médical. Prolonger l'automédication exposerait le patient à une aggravation de son état par retard de diagnostic.

Une notice d'avantage compréhensible du public

La rédaction des notices est de loin l'exercice le plus essentiel dans la mise en accès direct des médicaments de PMF. Le fond de la notice, comme la forme, sont essentiels afin de communiquer sur le bon usage du médicament. En effet, certaines notices de médicaments disponibles sans ordonnance médicale ne sont pas toujours adaptées à un usage en automédication.

En France actuellement, les compagnies pharmaceutiques se réfèrent pour le fond des notices des médicaments de PMF :

- A l'avis aux fabricants (BO du 15/09/06)
- Aux schémas communs pour certaines substances (paracétamol, aspirine, ibuprofène, pseudo-éphédrine) validés en Commission d'AMM et mis à disposition par l'Afssaps.

Pour la forme, le document de référence est celui dicté par le guideline européen en vigueur. La directive européenne 2004/27/CE définit quant à elle de nouvelles exigences pour l'approbation des notices, notamment un test de lisibilité, grâce à la consultation de groupes cibles de patients. Mais la nouveauté introduite par le décret de libre accès est l'insertion dans chaque notice de conseils d'éducation sanitaire

Les notices des médicaments de PMF sont soumises à une évaluation par le groupe de travail PMF puis passent en commission d'AMM.

Un conditionnement adapté à la posologie et à la durée du traitement

Le contenu du conditionnement en poids, en volume ou en nombre d'unités de prise doit être adapté à la posologie et à la durée de traitement recommandé dans la notice. Aussi, il appartient à l'industriel de revendiquer pour quelles présentations de son produit, parmi celles enregistrées, il souhaite le libre accès.

3. L'enregistrement : quel processus pour les médicaments d'automédication ?

Les instances décisionnaires

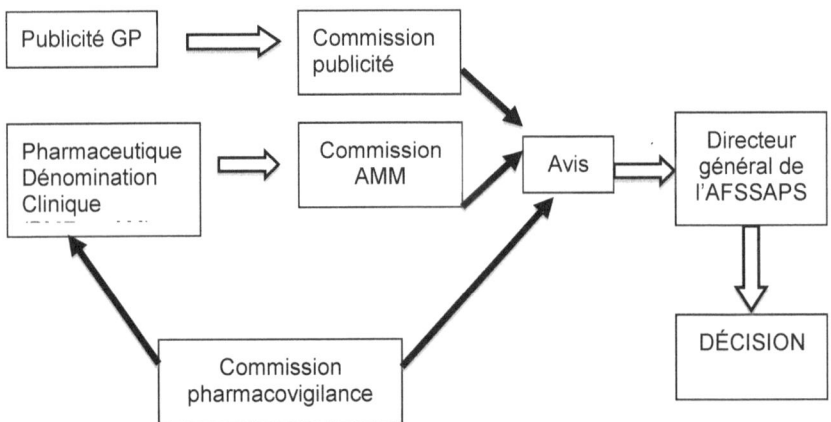

Tout médicament, de PMO ou de PMF, doit faire l'objet d'un avis de la part de la Commission d'AMM avant sa mise sur le marché par décision du Directeur Général de l'Afssaps. Dans le cas d'un médicament de prescription médicale facultative, c'est Le groupe de travail PMF qui juge si un médicament est adapté à un usage en automédication au regard notamment de l'indication, du dosage et des éléments d'informations mis à disposition du patient (notice, étiquetage). Son rôle de coordination et d'évaluation des demandes ou des modifications d'AMM (avec la consultation de groupes cliniques si nécessaire) comprend également l'examen des demandes d'exonération d'un principe actif sur liste (délistage ou switch), du nom de marque et des indications thérapeutiques.

Le groupe de travail PMF participe par ailleurs à la rédaction de fiches-patients et actualise l'avis aux fabricants des médicaments de PMF.

En parallèle, et tout au long de la vie du produit, la Commission chargée de la publicité rend son avis sur les supports de promotion soumis par l'industriel à l'Afssaps. En effet, la réglementation autorise la publicité grand public (presse, télévision, internet) des médicaments d'automédication du fait de leur caractère non remboursable et de leurs prix libres (non réglementés par l'Etat). Ces supports promotionnels font l'objet d'un contrôle à priori, c'est-à-dire qu'ils sont soumis à l'approbation de la Commission qui siège à l'Afssaps avant leur diffusion. L'industriel ne peut diffuser de publicité grand public qu'après avoir reçu de l'Afssaps un visa GP doté d'un numéro spécifique et valide pour une durée de deux ans.

<u>Le processus de mise en libre accès</u>

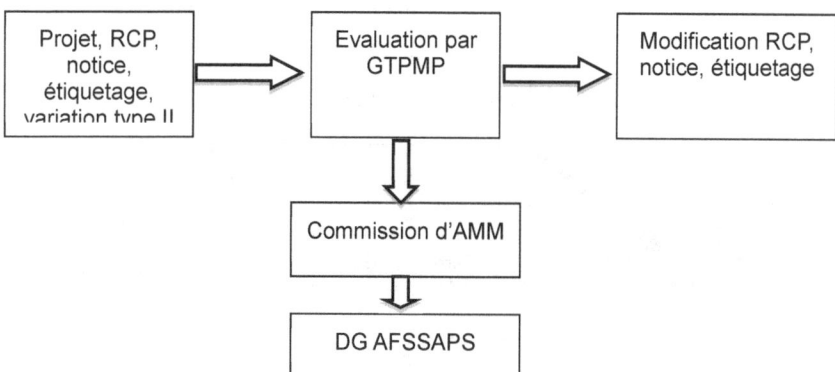

Toute demande de mise en libre accès modifie l'AMM du médicament s'il est déjà commercialisé. L'industriel fait une demande de modification de l'information en vue d'une adaptation à un usage en automédication en soumettant un dossier de variation de type II. A l'inverse des variations de Type I, les variations de type II concernent les modifications majeures apportées à l'AMM, tel qu'une modification du libellé des rubriques des annexes (RCP, notice, étiquetage). En fonction des modalités de dépôt le dossier peut être appuyé d'un rapport d'expert ou d'un résumé clinique pour justifier l'enregistrement sur la liste des médicaments autorisés en accès direct. Le dossier de variation comporte :

- Un formulaire d' «application form» qui rappelle les informations sur le titulaire de l'AMM, sur les caractéristiques du produit et les raisons pour lesquelles le fabricant souhaite faire enregistrer son. produit sur la liste des médicaments autorisés en accès direct

- Un projet de RCP, notice et étiquetage au dernier format en vigueur

- Eventuellement, selon les cas de figure fixés par les modalités de dépôt, un résumé clinique et autres études complémentaires.

Le processus en vue d'un délistage

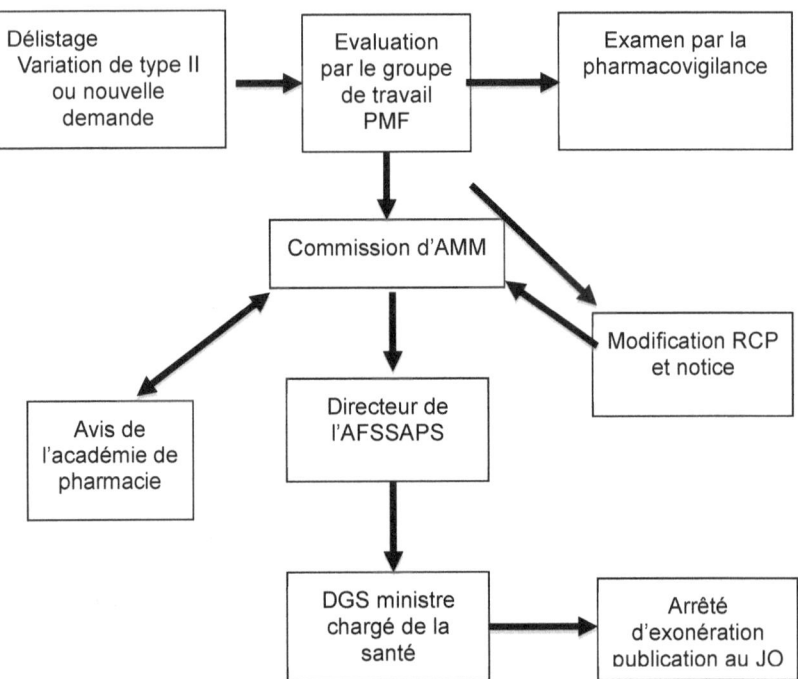

Si le médicament est inscrit sur une des listes des substances soumises à prescription, il doit faire l'objet d'une demande d'exonération également examinée par le groupe de travail PMF.

Les médicaments ayant un statut de PMO peuvent être délistés en vu de devenir des spécialités de PMF et ainsi prétendre au libre accès en pharmacie. Ce changement de statut légal vis-à-vis de la prescription et de la délivrance donne lieu à un arrêté d'exonération.

IV. LA RÉALITÉ SUR LE TERRAIN

A. MISE EN PLACE DU LIBRE ACCÈS

La décision du gouvernement, prise depuis juillet 2008, autorisant la mise en libre accès de plus de 200 médicaments dans les officines, implique de grands changements dans l'approche et l'exercice de la profession.

Le pharmacien doit saisir l'opportunité du libre accès pour valoriser ses nombreuses compétences, à la fois ses connaissances médicales pour apporter dés réponses à certaines pathologies mais aussi commerciales pour optimiser le merchandising dans son officine. Il faut envisager la manière d'intégrer notre conseil de professionnel de santé à cette nouvelle façon d'acheter des médicaments.

Pour cela, il est fondamental de faire connaître le libre accès et de mettre en place les outils adéquats pour promouvoir une relation de qualité entre le pharmacien et ses clients.

➤ Valorisation du libre accès

Les pharmaciens doivent utiliser le merchandising et les nombreux outils de communication pour faire connaître le libre accès à leurs clients. Or il y a souvent une confusion dans les termes employés pour parler du libre accès. De plus, pour valoriser le libre accès aux yeux des clients-patients, il faut à tout prix professionnaliser la délivrance, de tout médicament vendu en pharmacie, qu'il soit prescrit ou non.

Utiliser les termes adéquats

Plusieurs termes sont utilisés pour évoquer la prise d'un traitement médicamenteux délivré sans prescription: automédication, OTC, médication familiale ou officinale.

Professionnaliser la délivrance

En replaçant le médicament au cœur de l'espace officinal et du métier, le libre accès renforce l'image de professionnel de santé des pharmaciens auprès des clients-patients. La diminution des produits de parapharmacie dans les rayons au profit de médicaments de médication officinale vient conforter cette impression. Le médicament ainsi placé au cœur du métier de pharmacien et de l'espace officinal nous incite d'autant plus à veiller sur la sécurité des clients-patients et sur les conseils que nous leur apportons.

Veiller à la sécurité

La mise en place du libre accès dans les pharmacies doit être soigneusement encadrée, d'autant plus que les français consomment déjà beaucoup de médicaments.

L'exposition de médicaments devant les comptoirs augmente le risque de surconsommation: le médicament ne doit pas être considéré comme un bien de consommation comme un autre et le comptoir représente une barrière sanitaire.

Le décret du 30 juin 2008 instaurant le libre accès des médicaments souligne :

« *il faut vérifier avec le pharmacien, chaque fois que c'est nécessaire, que le médicament que l'on envisage de prendre ne comporte pas des contre-indications et s'intègre bien dans le parcours thérapeutique, sans compromettre la cohérence par exemple des traitements prescrits par le médecin. Il faut signaler à cet égard que peu à peu, les pharmacies vont pouvoir, si le patient les y autorise, connaître les traitements antérieurs ou en cours au travers du dossier pharmaceutique, que les pharmaciens sont en train de développer* ».

Le patient qui s'automédique doit bénéficier d'une information de très bonne qualité diffusée par tous les acteurs de santé, et par des notices clairement rédigées. Cela implique une étroite collaboration entre médecins et pharmaciens.

Lors de la délivrance, il faut s'assurer que la personne connaît le médicament qu'elle a pris et qu'elle sait comment l'utiliser. Il faut éventuellement lui expliquer pourquoi tel médicament est préférable à un autre.

D'autre part, le pharmacien doit faire prendre conscience à ses clients que les médicaments à prescription médicale facultative ne sont pas moins actifs, donc moins porteurs de risques que les autres. Au Royaume-Uni, par exemple, le paracétamol est la première cause d'intoxication médicamenteuse. Il faut donc sécuriser leur usage par un conseil approprié. L'ordre des pharmaciens insiste sur la nécessité d'inscrire la médication officinale dans le dossier pharmaceutique pour une plus grande sécurité.

Adapter les conseils

La démarche de conseil pour les médicaments de médication officinale est centrée sur le client, ses attentes, ses symptômes, ses besoins. Un conseil adapté consiste à :

- cerner au mieux la demande du patient ;
- s'assurer de l'adéquation du traitement au trouble évoqué ;
- prévenir le mésusage: non respect des indications de la posologie ;
- rappeler les posologies, signaler les limites à ne pas dépasser ;
- inviter le patient à consulter son médecin en cas de difficultés ou d'un événement nouveau.

Un conseil pharmaceutique de qualité permet d'améliorer la qualité des soins. Ce conseil intègre l'écoute du patient et un choix éclairé de proposer ou non un traitement, non systématiquement médicamenteux.

Si le patient a choisi lui-même un médicament, le pharmacien doit vérifier avant de le délivrer que son choix est adapté à la situation, donner des conseils associés et si besoin, orienter vers un autre médicament de prescription médicale facultative. Ce devoir particulier de conseil pour les médicaments sans ordonnance, précisé dans le code de déontologie, est fondamental pour que le libre accès se fasse dans l'intérêt du patient. Auparavant, pour une pathologie ORL, les préconisations faites aux équipes officinales étaient de proposer le plus souvent trois produits.

Cette habitude doit être éliminée au profit d'une consommation à l'écoute du client-patient. Un bon conseil ne se mesure pas au nombre de produits délivrés. Ce sont l'argumentation convaincante de l'officinal et l'efficacité thérapeutique du conseil qui renforceront la confiance du client-patient.

Le laboratoire BMS-UPSA rappelle les règles essentielles d'un conseil réussi, par la méthode dite des « 5C » :

- la connaissance des produits (compétence, assurance, confiance) ;
- le contact avec le client (climat chaleureux) ;
- la connaissance de ses besoins (découverte, dialogue) ;
- la conviction (argumentation)
- une conclusion brève de la vente (rassurer si nécessaire).

Cela représente une très bonne opportunité pour les équipes officinales de se former pour avoir une excellente connaissance des médicaments, notamment ceux présents sur le marché de la médication officinale, mais aussi se former au dialogue et au diagnostic.

Renforcer la relation avec le client

La pharmacie d'officine joue aujourd'hui un rôle social particulièrement important car elle est à la fois acteur majeur la santé publique et service de proximité. Le pharmacien est d'ailleurs le seul praticien que l'on peut consulter sans rendez-vous.

D'après une récente étude réalisée par le groupe Pierre Fabre sur les comportements d'achat dans des pharmacies de centres commerciaux et de centres-villes, 40% des clients seulement entrent avec une ordonnance, c'est-à-dire que 60% se rendent dans une officine pour d'autres achats (automédication, parapharmacie), voire pour y trouver un conseil gratuit. Il est donc important de créer un espace officinal favorisant la qualité de l'écoute et du dialogue afin de répondre aux attentes des clients. La qualité de l'accueil est également essentielle et commence bien avant d'accéder au comptoir. Le client doit sentir qu'il est pris en charge dès son entrée dans l'officine, par un « Bonjour », un sourire ou un simple regard qui lui manifeste notre attention et le rassure. Cette attitude accueillante met le client en confiance ce qui permet de personnaliser les conseils et de fidéliser ainsi la clientèle.

B. EN PRATIQUE :

Afin d'illustrer et d'argumenter mon travail j'ai souhaité évaluer l'impact de cette nouveauté en réalisant une enquête auprès des pharmaciens d'officine dans le but d'observer leurs réactions face à cette nouveauté dans le paysage pharmaceutique.

Pour cela j'ai articulé 22 questions autour du thème du libre accès afin d'analyser les modifications des pratiques des acteurs de terrain de cette réforme: les pharmaciens d'officine.

Ce questionnaire a été envoyé (par la poste) à 200 officines choisies de manière aléatoire dans la région Midi-Pyrénées, ce courrier était accompagné d'une lettre décrivant ma démarche ainsi que d'une enveloppe de retour pré adressée.

Cette enquête a été réalisée de façon anonyme.

J'ai envoyé 200 questionnaires et j'ai reçu 162 réponses soit 81% de questionnaires retournés. Les résultats de ce travail sont présentés et analysés au cours de la fin de cette thèse, un exemplaire vierge du questionnaire est présenté en annexe.

C. LES NON PRATIQUANTS

- **QUESTION N°1 :**
Avez vous mis en place les médicaments en libre accès dans votre officine ?

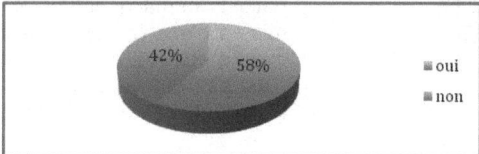

On constate que 42% des pharmaciens interrogés n'ont pas mis en place le libre accès. Il existe plusieurs explications à ce chiffre (voir questions suivantes).

- **QUESTION N°15 :**
Envisagez vous de mettre en place le libre accès dans votre officine ?

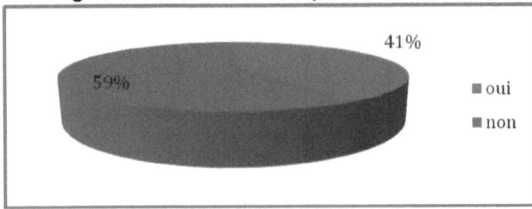

Seuls 41% des pharmaciens n'ayant pas encore mis en place le libre accès dans leur officine envisagent de la faire.

- **QUESTION N°16 :**
Pouvez vous détailler ce qui vous freine vis à vis de cette démarche ?

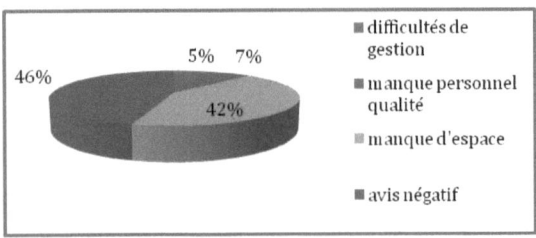

Les pharmaciens n'ayant pas mis en place le libre accès ont majoritairement un avis négatif quant aux conséquences de cette mesure, de plus ils trouvent que cette démarche demande de restructurer l'espace de vente ce qui est pour eux une contrainte. Les difficultés de gestion ainsi que la disponibilité du personnel ne représentent pas leurs principales difficultés à gérer vis à vis de cette démarche.

- **QUESTION N°17:**
Vos patients demandent-ils si vous pratiquez le libre accès ?

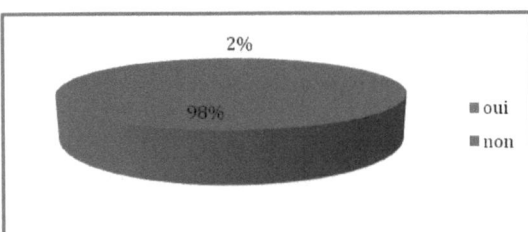

Rien ne motive ces pharmaciens à mettre en place le libre accès puisque seulement 2% de leurs patients demandent s'ils ont mis en place ce rayon. Ceci montre que cet accès direct n'est pas encore entré dans les mœurs de nos patients.

En résumé, cette mesure n'est en rien obligatoire pour les pharmaciens, 42% d'entre eux n'ont pas mis en place le rayon libre accès et moins de la moitié d'entre eux envisagent de le développer.

Cette réticence trouve plusieurs explications auprès de nos confrères, la plus marquante étant leur avis négatif quant aux conséquences de cette mesure pour la santé publique.

D. LES PRATIQUANTS

- **QUESTION N°1 :**

Avez vous mis en place les médicaments en libre accès dans votre officine ?

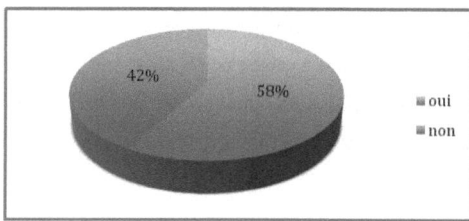

On constate que plus de la moitié (58%) des pharmaciens interrogés ont mis en place le libre accès dans leur officine. Les questions suivantes vont nous permettre d'analyser la mise en place de cette démarche.

1) CONCERNANT LE PRIX

- **QUESTION N°2 :**

Pratiquez vous l'affichage des prix ?

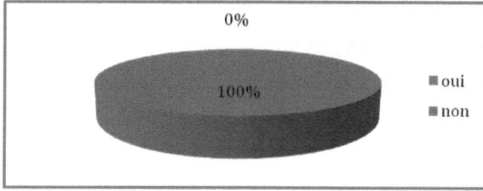

On constate que tous les pharmaciens ayant mis en place le libre accès dans leur pharmacie respectent la règle de l'affichage des prix.

- Affichage lisible des prix:

Pour une bonne lisibilité, les prix doivent être étiquetés sur chaque boîte ou affichés sur un support placé à proximité immédiate des produits. Certaines références peuvent être mises en avant par une étiquette qui se démarque par sa taille et sa couleur.

On peut rappeler un argument motivant pour afficher clairement les prix:

« Plus un prix est écrit gros, plus on donne l'impression que ce n'est pas cher. »

On constate que les règles du merchandising du libre accès sont les mêmes que pour le reste des produits visibles de l'officine.

La stratégie qui consiste à pratiquer des prix extrêmement bas ou « discount » n'est pas adaptée pour le marché de la médication officinale pour plusieurs raisons.

Tout d'abord le label de « discount » qui s'applique le plus souvent à des marques inconnues et pour des offres d'une grande quantité d'un même produit (lots) s'avère incompatible à la notion de besoins ponctuels caractéristiques des produits tels que les antitussifs, antigrippaux ou de traitement de maux de gorge. Produits qui ne sont pas stockables par le consommateur en grande quantité (date de péremption, inadéquation produit/pathologie).

Ensuite, même si les clients attendent effectivement une baisse des prix ce dernier n'est pas le facteur de choix prioritaire sur les produits conseils où les premiers critères d'achat restent l'efficacité et la notoriété. Casser les prix ne permettrait alors pas d'augmenter systématiquement et significativement le volume des ventes sur les médicaments de médication officinale.

Enfin, brader les produits de médication officinale risquerait de dévaloriser aux yeux des clients à la fois le produit lui-même ainsi que le conseil du pharmacien.

2) CONCERNANT LES RÉSEAUX DE DISTRIBUTION

- **QUESTION N°3 :**
Cela vous a-t-il poussé à adhérer à un réseau ?

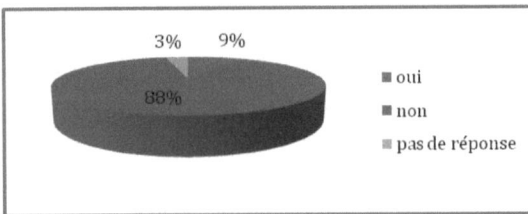

La tendance actuelle montre que de plus en plus de pharmacien adhèrent à des groupements afin de mieux faire face à l'évolution du marché de la pharmacie. Cependant la mesure du libre accès ne favorise pas leur démarche puisque la majorité des pharmaciens interrogés (88%) n'a pas modifié ses habitudes de gestion suite à cette mesure.

- **QUESTION N°4 :**Comment gérez-vous les achats concernant le rayon « libre accès » ?

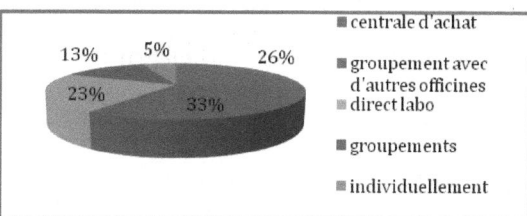

Aujourd'hui beaucoup de pharmaciens appartiennent à des groupements, ceux-ci ont développé des stratégies ciblées sur le libre accès afin d'épauler leurs adhérents dans cette démarche. On constate donc que la majorité des pharmaciens pro libre accès (33%) font appel à leur groupement pour gérer les achats de ce rayon. Beaucoup de pharmaciens font aussi appel à leur centrale d'achats (26%) ou directement au laboratoire (13%) pour gérer ces achats.

a) *Les groupements :*

Face à leur environnement commercial et à la dégradation de l'économie de l'officine, les pharmaciens français ont réagi, tout en restant dans le cadre de la réglementation, par la création de groupements.

Il existe une quinzaine de groupements nationaux:

CEIDO		
COFISANTE	GIPHAR	PHARMACTIV
COPHARMEC/NEPENTHES	GIROPHARM	PHARMA VENIR
EVOLUPHARM	OPTIPHARM	PLUS PHARMACIE
FORUM SANTE	PHARMA LIBERTE	...
	PHARMA REFERENCE	

Sans compter les groupements informels, ayant pour certains un nom d'usage. On estime en France à 400 le nombre de groupements informels.

Les tableaux suivants montrent les trois principales attentes des pharmaciens groupés de la part de leur groupement :

Groupements nationaux	Groupements locaux	Groupements informels
Achats (68%)	Convivialité (68%)	Achats (77%)
Rompre l'isolement professionnel (34%)	Convivialité (68%)	Convivialité (27%)
Convivialité (29%)	Rompre l'isolement professionnel (32%)	Échanges (19%)

Dont parmi les groupements nationaux

GIPHAR	OPTIPHARM	GIROPH	EVOLUPHAR	UNIPHARM	PHARMACT
convivialité (63%)	achats (71%)	achats (81%)	achats (70%) .	achats (90%)	achats (88%)
achats (59%)	combattre la concurrence (21%)	aide vente (57%)	défense de la profession (40%)	formation (40%)	formation (50%)
rompre l'isolement professionnel	aide à la vente (18%)	animation de l'officine (29%)	rompre l'isolement professionnel (30%)	rompre l'isolement professionnel (30%)	défense de la profession (50%)

La répartition pharmaceutique doit tenir compte des groupements de pharmaciens pour trois principales raisons :

- les groupements de pharmacies sont une force de pression auprès du grossiste pour obtenir de meilleures conditions commerciales comme tout groupement de clients face à un fournisseur.

- les groupements catalysent la fuite de chiffre d'affaire vers les achats en direct grâce à la simplicité des commandes via les centrales d'achats ou de référencement non seulement pour les produits de parapharmacie mais aussi et de plus en plus pour les produits vignettés.

- les groupements concurrencent l'offre de diversification des répartiteurs.

Rappelons aussi que certains groupements sont devenus des répartiteurs (la CERP). Et que d'autres en créant des centrales d'achats deviennent des véritables grossistes (par exemple GIPHAR).

Aujourd'hui nous sommes dans l'ère des groupements orientés vers la vente. Il ne suffit plus de bien acheter, il faut aussi bien vendre. C'est l'apport fondamental du marketing dans le domaine de l'officine. Le pharmacien découvre le « mix-produit » :

> Le bon produit (→ politique d'achat...)
> Au bon endroit (→ merchandising, agencement...)
> Au bon prix (→ politique de prix...)
> Au bon client (→ études de marché...).

Les groupements qui ont proposé à leurs adhérents ces lois du marketing dans le domaine de la parapharmacie et de la médication familiale ont permis aux pharmacies qui les mettent en œuvre d'augmenter leur chiffre d'affaires dans ces domaines.

3) CONCERNANT LES ACHATS

(1)   Le système de rétrocession

Il correspond au stade artisanal du groupement d'achat. Ce système semble être en voie d'abandon.

- Fonctionnement

Une pharmacie commande des produits à un laboratoire en quantité supérieure à ses propres besoins. La quantité commandée correspond en réalité aux commandes de deux, trois ou dix pharmacies « amies ».

La pharmacie A réceptionne les produits du laboratoire Y (et paie la facture) puis fait parvenir aux pharmacies B et C les quantités qui leur reviennent. Elle établit ensuite une facture dite de rétrocession au nom de ces pharmacies. Les pharmacies B et C procèdent de même avec d'autres laboratoires.

Remarque: les répartiteurs participent à faire perdurer ce système en faisant profiter les pharmaciens du groupement d'achats de son support logistique pour faire passer les colis d'une pharmacie à l'autre.

- Législation de la rétrocession :

La rétrocession ne peut concerner en principe que des produits ne relevant pas du monopole pharmaceutique. En effet, l'exercice de la pharmacie d'officine est incompatible avec l'activité de grossiste répartiteur (c'est à dire l'achat en vue de la revente en l'état).

Article R 5112-11 du code de la santé publique.

« *L'exercice des fonctions de pharmacien responsable d'une entreprise, d'un établissement ou d'un organisme mentionné à l'article R.5106 est incompatible avec l'exploitation d'une officine [...].* ».

L'exemple d'un pharmacien d'Ile de France ayant été sévèrement condamné par le conseil de l'ordre pour activité de «grossiste-répartiteur clandestin» sert de jurisprudence à cet article.

- Intérêts du système de la rétrocession :

Ce système a pour objectif de franchir le seuil permettant de se voir attribuer une remise supérieure à celle que l'on aurait obtenue sans ce procédé.

Ce système n'induit pas ou peu de frais. La remise obtenue auprès des fournisseurs revient donc intégralement aux pharmaciens.

- Inconvénients du système de la rétrocession :

Le système de la rétrocession ne peut concerner en principe que les produits non médicaments.

De plus il engendre une procédure lourde à gérer :

- problèmes physiques liés à la réception et au stockage
- problèmes liés à l'acheminement en temps utile aux autres pharmacies et à leur facturation

Cela se traduit par une perte de temps à des opérations qui ne sont pas du ressort du métier de pharmacien.

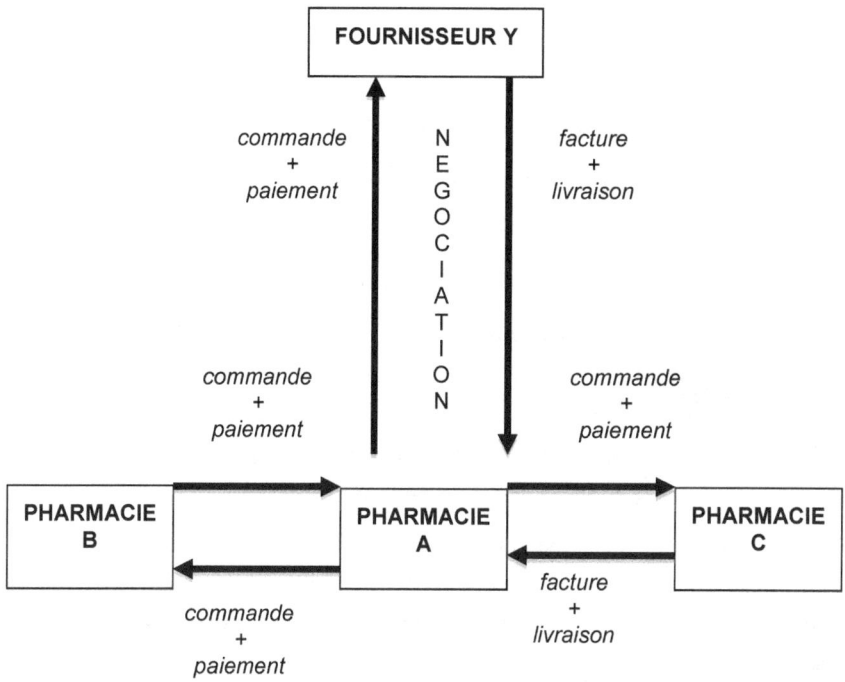

Représentation schématique de l'organisation de la rétrocession

b) **Les centrales de référencement**

Ces centrales n'achètent rien (et ne vendent rien) ; elles négocient avec les fournisseurs les conditions de vente et laissent aux pharmaciens adhérents passer séparément leurs commandes tout en bénéficiait des conditions pré négociées. Les adhérents procèdent individuellement à leurs achats et sont livrés par le fournisseur.

La caractéristique des centrales de référencement est la dissociation de la phase de négociation (réalisée par la centrale) et la phase de conclusion du contrat (réalisée par le pharmacien adhérent). La centrale de référencement ne conclut pas d'opération juridique avec le fournisseur, elle se contente de signaler ce fournisseur à ses adhérents. Elle intervient comme courtier.

- Intérêt :

Ce système n'a pas de contrainte réglementaire (c'est à dire que le groupement peut référencer des médicaments sans avoir le statut d'établissement pharmaceutique) car la centrale ne possède pas de stock de produits pharmaceutiques.

Il ne nécessite pas non plus la gestion d'un stock.

- Fonctionnement des centrales de référencement :

Les pharmacies effectuent leurs achats :

- soit directement auprès du laboratoire,
- soit en passant par la centrale de référencement qui se contente de transmettre la commande des pharmacies au laboratoire qui livrera ensuite chacune des pharmacies individuellement.

Dans les deux cas chaque pharmacie est facturée individuellement par le laboratoire qui lui octroie la remise négociée en son nom par la centrale. Les pharmacies ne touchent en général pas la totalité de la remise, l'autre partie étant versée à la centrale (source de son financement).

Le travail de la centrale se limite à :

- élaborer et diffuser les barèmes de prix des fournisseurs sélectionnés,
- réclamer à ces derniers le paiement des ristournes,
- répartir ces ristournes entre adhérents,

Elle peut être contractuellement tenue d'informer le fournisseur sur la solvabilité des adhérents.

La centrale de référencement peut aussi agir comme mandataire en signant au nom et pour le compte de ses adhérents un contrat cadre déterminant pour une certaine durée les conditions d'approvisionnement consenties par le fournisseur.

Remarque: la réglementation interdit aux fournisseurs d'acquitter un droit d'entrée pour être mis en relation avec les adhérents de la centrale.

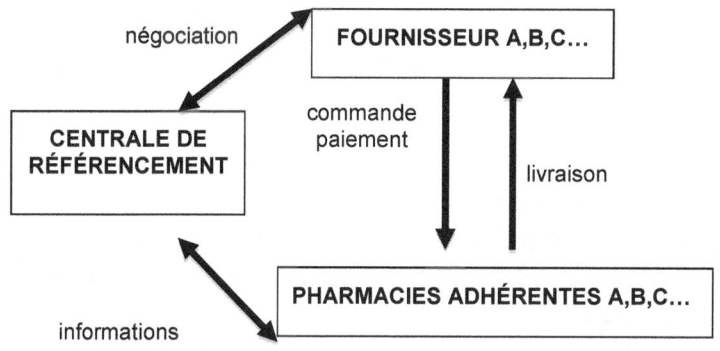

Représentation schématique de l'organisation des centrales de référencement.

c) Les centrales d'achat

Ces centrales achètent des produits en leur nom et pour leur compte pour ensuite après réception, les répartir entre leurs adhérents.

La centrale d'achat est propriétaire de son stock.

- Fonctionnement

La centrale d'achat négocie avec les laboratoires des prix et des conditions de crédit correspondant au volume d'achat global de ses adhérents. C'est elle qui conclue la négociation, elle est donc propriétaire d'un stock qu'elle revend ensuite aux pharmacies en prenant une marge.

Les pharmacies adhérentes commandent individuellement à la centrale.

La logistique est assurée soit par les moyens propres de la centrale (exemple de la SOGIPHAR : entrepôt, camions, salariés), soit sous-traitée: c'est le cas des groupements liés à des grossistes répartiteurs (exemple de Pharmactiv et de l'Ocp). Le répartiteur est rémunéré pour ce service.

- Législation concernant les centrales d'achats

Si le groupement veut vendre des médicaments à ses adhérents il doit bénéficier du statut d'établissement pharmaceutique c'est à dire soit grossiste répartiteur soit dépositaire. Dans les faits les groupements adoptent le statut de dépositaire car les contraintes règlementaires de celui de grossiste répartiteur en médicaments humains ne sont compatibles ni avec la taille ni avec la vocation d'un groupement d'achat de pharmaciens d'officine.

- Inconvénients des centrales d'achats :

Les centrales d'achats présentent deux inconvénients principaux :
- la lourdeur de la gestion des flux et des stocks due à son rôle de plate-forme,
- le peu d'autonomie qu'elle laisse aux adhérents pour leurs achats (minima souvent imposés).

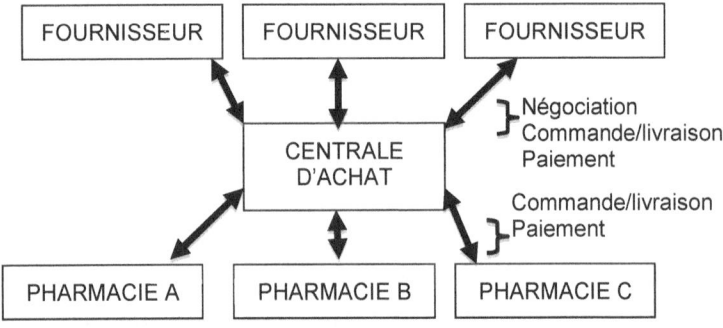

Représentation schématique de l'organisation d'une centrale d'achat.

- **QUESTION N°5 :**
Avez vous créé un espace dédié au libre accès ?

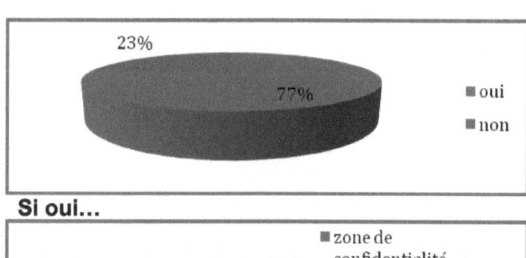

Ceci montre que là aussi les pharmaciens pro libre accès jouent le jeu et respectent les règles imposées par le décret. En effet la majorité d'entre eux ont revu l'agencement de l'espace de vente afin de créer un zone dédiée au libre accès qui correspond aux critères énoncés dans le décret (confidentialité, proximité du pharmacien...)

Si oui...

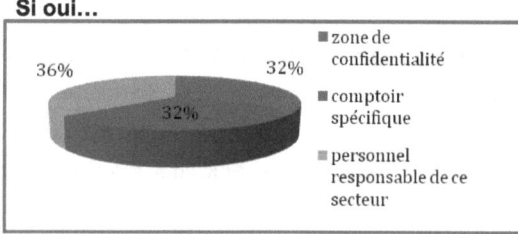

« Les médicaments devront être présentés dans un espace bien identifié comportant des messages d'éducation thérapeutique et de prévention, une signalétique bien adaptée et une lisibilité sur les prix » comme l'indique le décret du 1er juillet 2008. Ce dernier préconise aussi de placer les médicaments en libre accès à proximité des comptoirs : « La proximité du comptoir, créant une continuité entre la dispensation de prescriptions et la médication officinale, favorisera les échanges et les conseils du pharmacien vers les patients et inversement ».

Ainsi, la mise en accès direct des médicaments est conditionnée à trois critères essentiels :

- placer les médicaments à proximité des zones de délivrance des ordonnances, sous la surveillance et le contrôle du pharmacien ;
- mettre en œuvre une signalétique claire pour distinguer les médicaments des autres produits disponibles devant le comptoir de la pharmacie ;
- mettre à disposition des clients des informations sur les produits.

Les pharmaciens doivent utiliser le merchandising et les nombreux outils de communication pour faire connaître le libre accès à leurs clients. Or il y a souvent une confusion dans les termes employés pour parler du libre accès. De plus, pour valoriser le libre accès aux yeux des clients-patients, il faut à tout prix professionnaliser la délivrance, de tout médicament vendu en pharmacie, qu'il soit prescrit ou non.

- Agencement des linéaires :

L'exposition des médicaments en libre accès impose de réduire certains linéaires ce qui présente l'occasion de redéfinir les priorités de l'officine. Chaque pharmacien doit donc repenser l'agencement de son officine pour trouver de la place pour les linéaires consacrés aux médicaments en accès direct. Plusieurs solutions sont évoquées :

- ajouter des meubles dédiés au libre accès (notamment si des travaux sont prévus, il faut intégrer ces meubles au projet) ;
- réorganiser la ligne de comptoirs pour rendre accessibles les meubles arrières. Cela suppose la mobilité des comptoirs ;
- réduire l'exposition des rayons de parapharmacie les moins performants pour faire de la place.

Le nombre de linéaires réservés aux médicaments en libre accès dépend de la taille de l'officine :

- Pour une petite officine, il est illusoire de constituer une étagère entière de produits OTC. Il vaut mieux ne présenter que quelques produits d'appel en libre accès, sur une gondole au milieu de l'officine et mettre en évidence derrière le comptoir la médication officinale clairement identifiée.
- Pour une pharmacie de taille moyenne (environ 80 m^2), il est conseillé de mettre la médication officinale en avant au milieu de l'espace.
- Pour une pharmacie de grande taille, la médication officinale peut être exposée sur une ou plusieurs descentes de linéaire situées après la

zone chaude. Olivier Rafin-Pieri, directeur merchandising du groupe Pierre Fabre précise : « *Si l'OTC est en zone chaude, vers la porte d'entrée, vous risquez de mettre en péril les autres familles de produits* ». Il est aussi important de rappeler que le linéaire doit se situer à proximité du comptoir pour favoriser le conseil.

Les agenceurs préconisent une double exposition. Même une marque «grand public» de forte notoriété prend des risques à ne s'afficher que devant malgré une grande surface d'exposition car les clients ne sont pas encore habitués à chercher les médicaments devant le comptoir.

Les répartiteurs, les groupements ainsi que les laboratoires proposent souvent des kits de balisage dédiés aux linéaires du libre accès.
(voir brochure OCP en annexe).

5) CONCERNANT LES VOLS

- **QUESTION N°6**

La présence du rayon libre accès dans votre officine a-t-elle entrainé une augmentation du nombre de vols ?

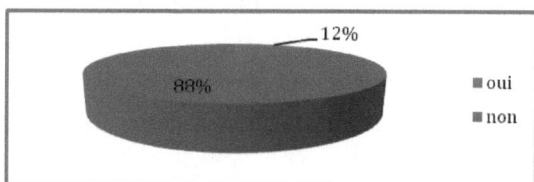

Peu de pharmaciens (12%) ont noté une augmentation des vols de produits au sein de l'officine. Il faut savoir que dans notre profession ce paramètre est très difficile à évaluer !

De manière générale les produits présentés en rayon dans les pharmacies sont exposés au risque du vol au même titre que dans un commerce classique.
Cependant les médicaments, même placés en libre accès ne sont pas un bien de consommation anodin, nous l'avons répété plusieurs fois, ils doivent faire l'objet de l'attention du pharmacien, un médicament volé risque donc d'être utilisé à mauvais escient et pourrait compromettre l'état de santé du voleur...
Malgré tout il n'existe pas de solution antivol efficace. Le plus sage est donc de mettre en garde les gens sur le caractère des produits qui sont bien des médicament présentés dans ce nouveau rayon accès direct.

- **QUESTION N°7 :**

Avez vous envisagé de mettre en place une technique (tickets…) de gestion pour la file d'attente ?

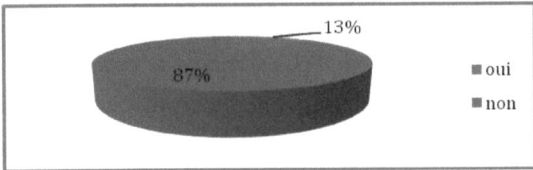

Le temps d'attente des patients est censé augmenter puisque la présence du rayon libre accès est corrélée à un conseil accru, donc plus long, du pharmacien.

La mise à disposition d'informations émanant des autorités de santé prévue par le décret dans le cadre de l'accompagnement de cette nouvelle mesure auprès du public va permettre « d'occuper » les patients durant leur attente.

Dans ce cadre, l'Afssaps et le Conseil National de l'Ordre des Pharmaciens ont conduit une réflexion avec le concours du CESPHARM, des syndicats de pharmaciens d'officine, d'industriels, d'associations de patients, de Centres Régionaux de Pharmacovigilance et d'experts du groupe de travail « médicaments de prescription médicale facultative » de l'Afssaps, afin d'accompagner la mise en œuvre de cette mesure.

Des documents grand public ont ainsi été élaborés afin de préciser tout d'abord les règles d'or* d'une médication officinale responsable et bien maîtrisée. Ces règles d'or sont au nombre de sept et mettent en avant :

(*VOIR DOCUMENT EN ANNEXE)

- L'approbation du pharmacien suite au choix du patient
- La particularité de chaque patient (femme enceinte, enfant...).
- La lecture impérative de la notice.
- La non association de médicaments entre eux sans avis médical ou pharmaceutique ou de comportements à risque (alcool, jeûne).
- La persistance ou l'aggravation des symptômes devant entraîner une consultation médicale.
- L'observance au traitement et le respect de la posologie.
- La déclaration de tout effet indésirable survenant pendant la prise du traitement.

Certains documents apportent une information générale sur la mise en accès direct des médicaments ou une information à portée pédagogique pour les patients souhaitant recourir à la médication officinale dans des pathologies courantes de l'adulte telles que la douleur, l'herpès labial, le rhume, le reflux gastro-œsophagien, la rhinite* et la conjonctivite allergique (*VOIR DOCUMENT EN ANNEXE)

Ces documents sont disponibles en pharmacie et complétés par trois cartes mémo également destinées au public reprenant les messages essentiels concernant les trois antalgiques les plus utilisés en médication officinale : le paracétamol l'ibuprofène* et l'aspirine. (*VOIR DOCUMENT EN ANNEXE)

L'Afssaps rappelle que, comme pour tout médicament, ceux-là aussi sont susceptibles de provoquer des effets indésirables graves et/ou inattendus et qu'ils doivent être obligatoirement déclarés par les professionnels de santé aux centres régionaux de pharmacovigilance par l'intermédiaire d'une fiche d'effets indésirables.

Commentaire: Ces documents ont deux atouts : ils permettent au patient de se renseigner sur tel ou tel médicament mais aussi ils l'occupent durant son attente, en effet le pharmacien ne peut pas être sur tous les fronts, on lui demande d'accroitre son rôle de garant de la santé publique en développant ses conseils ainsi que l'éducation thérapeutique du patient mais ceci s'accompagne d'une augmentation du temps d'attente « derrière le comptoir ». Si le pharmacien sait son patient en train de lire quelque chose d'instructif, il sera plus serein. Quant au patient, son attente sera constructive et moins pénible.

7) CONCERNANT LES LABORATOIRES

- **QUESTION N°8 :**
Les laboratoires distributeurs de médicaments disponibles en libre accès ont-ils intensifié leurs visites ?

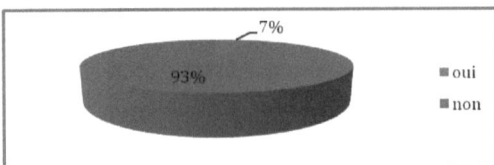

7% des pharmaciens pro libre accès estiment que certains laboratoires ont intensifié leurs visites. Ce chiffre ne semble pas être significatif d'un changement de comportement des représentants.

- **QUESTION N°9 :**
Avez vous constatez une baisse des prix des médicaments par les laboratoires

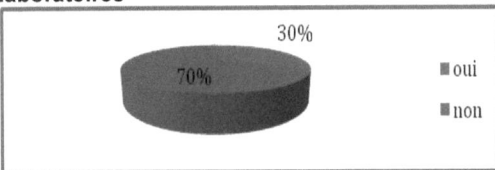

30% des pharmaciens ont remarqué une baisse des prix des médicaments, effectuée par les laboratoires. Ce chiffre n'est pas représentatif de la réalité puisque les modes d'approvisionnement (groupements) ont évolués.

Commentaire: il est difficile d'évaluer le paramètre « laboratoire » car ceux-ci sont très discrets sur leur fonctionnement et le sujet des prix fait parti des plus tabous !

8) CONCERNANT LES PRODUITS EN LIBRE ACCÈS

- **QUESTION N°10 :**
Combien de références avez vous mis en place ?   *25 en moyenne*
Comment les avez vous sélectionnées ?

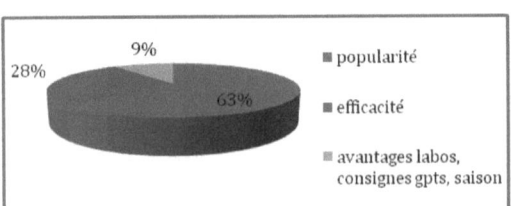

Établir une gamme cohérente de produits en libre accès est primordial. Elle ne doit pas être trop vaste (25 références en moyenne semble être un bon chiffre). Les critères d'élection des produits sont nombreux mais c'est la popularité qui prime (63% des pharmaciens l'estiment).

- Choix des médicaments présentés en libre accès :

La liste des médicaments autorisés devant le comptoir concerne 10 classes thérapeutiques. Les chiffres de mesure de proportion de chacune des gammes, montrent que 4 classes thérapeutiques réalisent 80% du marché :

1. les affections respiratoires ;
2. la douleur ;
3. les voies digestives ;
4. les substituts nicotiniques.

Pour développer le libre accès, le pharmacien doit donc s'appuyer sur ces 4 classes, soit une vingtaine de références.

Dans ces 4 classes, les médicaments de médication officinale à exposer en priorité dans le rayon libre accès sont ceux bénéficiant :

- d'une grande notoriété (marque connue du grand public)
- de fortes rotations ;
- d'une demande spontanée importante :

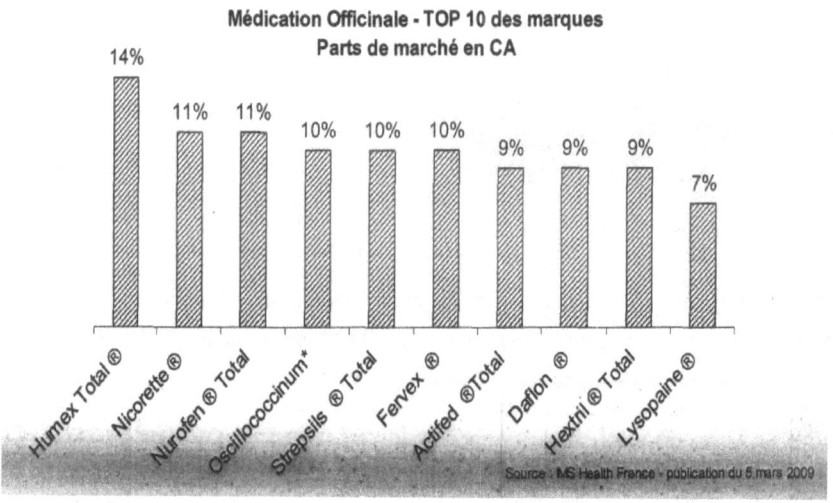

Marché de la médication officinale - Top 10 des marques

Les étapes indispensables pour une bonne sélection peuvent se résumer ainsi :

- analyser les marchés pour connaître les leaders de chaque segment ;
- étudier l'historique des ventes ;
- définir l'assortiment en fonction des saisonnalités hiver/été (pas plus de 2 modifications par an pour que les clients se repèrent aisément) ;
- évaluer les performances actuelles de chaque rayon ;
- calculer le nombre de meubles nécessaires et redéfinir la fonction de chaque meuble ;
- trouver une nouvelle répartition de l'espace devant le comptoir, en tenant compte des changements de priorités et des performances de chaque rayon ;
- mettre en place la nouvelle implantation et suivre l'évolution des ventes. Ce suivi conduira à reprendre régulièrement l'ensemble de ces étapes.

9) CONCERNANT LE PERSONNEL

- **QUESTION N°11 :**
Avez vous décidé de former tout ou une partie de votre équipe en vue d'un service optimal du patient ?

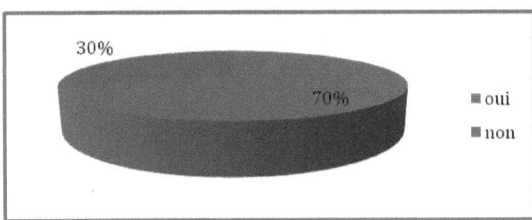

Une nouvelle fois les pharmaciens jouent le jeu puisque 70% d'entre eux ont prévu de former leur personnel sur le libre accès.

Outre un guidage du patient vers la zone dédiée au libre accès, le rôle du pharmacien et de son équipe est primordial. C'est pour cela qu'ont été développés des documents d'aide au conseil. Ce sont les Ordos conseil:

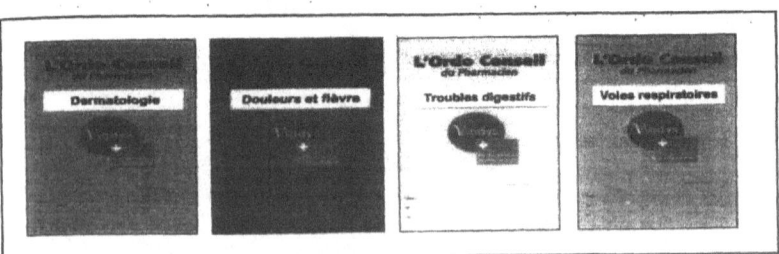

4 ordos conseil sont actuellement disponibles, pour les thèmes :

- Dermatologie

- Douleur et fièvre

- Troubles digestifs

- Voies respiratoires

Ces Ordos conseil permettent au pharmacien et à son équipe de préciser sur une feuille remise au patient, le nom du patient, les produits conseillés ainsi que leurs posologies qui viennent se compléter par de rappels hygiéno-diététiques afin d'améliorer ou d'accélérer la guérison.

10) CONCERNANT L'IMPACT SUR LES PATIENTS

- **QUESTION N°12 :**
Cette activité nouvelle a-t-elle eu un impact sur votre « patientelle » ?

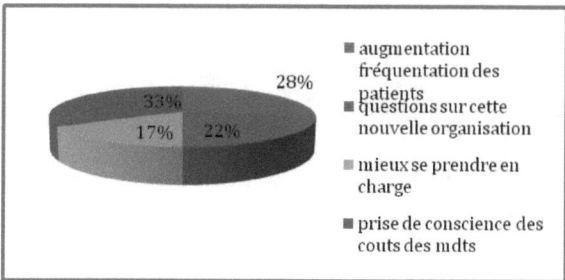

Le libre accès incite 33% des patients à mieux se prendre en charge. Cependant seuls 17% des patients prennent conscience du coût des dépenses de santé.

L'un des objectifs de la mise en libre accès des médicaments de médication officinale est de développer l'automédication responsable et de rendre les clients-patients plus autonomes dans la prise en charge de leur santé.

125

Après quelques mois de mise en place du libre accès dans les officines, on peut identifier un profil type de client qui va volontiers se diriger vers les linéaires de médicaments en accès direct. Il s'agit avant tout d'une clientèle nomade, résidant en milieu urbain, curieuse, habituée au self-service. Ce sont en général des clients jeunes, qui travaillent, souvent pressés et ayant déjà une connaissance minimale de certains médicaments. Les seniors, en revanche, y sont peu sensibles et préfèrent s'adresser directement au pharmacien

La mise en place du libre accès répond à une évolution des comportements des consommateurs. Ceux-ci sont de plus en plus exigeants pour obtenir les produits le plus facilement et le plus rapidement possible.

11) CONCERNANT LA GESTION DE L'OFFICINE

- **QUESTION N°13 :**
Cette activité nouvelle a-t-elle eu un impact sur vos horaires d'ouverture ?

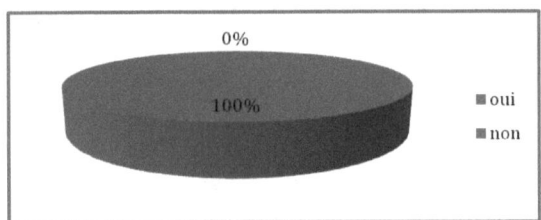

Cette question n'était pas pertinente puisqu'aucun pharmacien n'a revu l'organisation journalière de son officine suite à la mise en place du libre accès.

V. CONCLUSION GÉNÉRALE

Au cours de ce travail de thèse nous avons vu les influences et les évolutions ayant orienté les pratiques pharmaceutiques.

L'histoire a façonné la pharmacie contemporaine qui s'est aussi inspirée des modèles européens. Dans ce contexte de mondialisation les contraintes liées à la limitation des dépenses de santé ont nécessairement impactés sur l'organisation de la pharmacie française.

Après une période de réflexion nourrie par les différents acteurs de la discipline, le législateur a mis en place le 1er Juillet 2008 l'accès direct à certains médicaments dans les officines.

Au cours de notre enquête sur un échantillon de 162 officines nous avons vu que 58% des pharmaciens sondés ont mis en place ce dispositif, 100% de ces pharmaciens ont joué le jeu en pratiquant l'affichage des prix et que 77% de ces pharmaciens ont revu l'agencement de leur officine afin d'optimiser la mise en place du rayon « libre accès ». De plus 70% des pharmaciens pratiquant le libre accès envisagent d'optimiser leur formation ainsi que celle de leur équipe.

Nous remarquons également que ce nouveau dispositif favorise une remise en cause des modalités d'achat et d'approvisionnement des marchandises (centrales d'achats, groupements...

Ce décret entré en vigueur le 1er Juillet 2008 est censé réduire encore les dépenses de l'assurance maladie en reportant l'économie de prise en charge sur le patient, mais nous pouvons nous interroger : en pratique sera-t-il adapté à ces objectifs et à ces ambitions ? Quelles sont, compte tenu des habitudes prises par les Français, les défauts et lacunes de ce décret au regard des buts recherchés?

L'expression « libre accès » ou encore « libre service » (comme cela peut se voir déjà dans certaines officines françaises), termes très utilisés dans le langage courant et dans les médias, n'est pas celle retenue par le gouvernement, qui a préféré la terminologie « accès direct ». Effectivement, quand on parle de libre accès, il existe une notion de totale liberté et de choix personnel du patient ; le patient s'approprie son médicament par son propre choix ; il peut se laisser aller à penser qu'il est capable de se soigner seul sans nécessairement faire appel à des compétences professionnelles qualifiées.

L'expression «accès direct », elle, évoque plutôt une notion de possibilité d'autonomie et répond à une mise en scène habilement déguisée, incluant une impression de liberté et de choix nuancés. Cette subtilité vise à maintenir le rôle indispensable du pharmacien et à le positionner au centre du choix de ses patients.

Force est de constater que le libre accès constitue, aujourd'hui, une réelle opportunité de prouver les compétences médicales et commerciales des équipes officinales. En effet l'officine détient encore le monopole de la médication officinale. L'application d'une stratégie marketing performante est indispensable pour garder ce monopole. Elle garantit une politique de prix efficace, une offre de produits et de services adaptée aux attentes des clients, un espace de vente organisé, attractif et accueillant. De plus la stratégie marketing des officines doit sans cesse s'adapter aux exigences accrues des clients qui souhaitent obtenir les produits et conseils le plus rapidement et le plus facilement possible.

A chaque instant, le pharmacien se retrouve donc face à un double enjeu: celui de servir au mieux et dans un bref délai l'exigence du client tout en lui garantissant l'efficience de ses conseils.

Le libre accès apparaît comme un réel défi pour la profession. Pour le relever, les pharmaciens doivent mettre en place une nouvelle qualité de service auprès des clients qui reposera essentiellement sur l'implication et la formation de l'équipe officinale.

BIBLIOGRAPHIE

1. Déclaration Royale de Louis XVI du 25 avril 1777,
http://books.google.fr/books?id=2iuhMZE9ZHUC&pg=PA102&lpg=PA102&dq=25+avril+1
777++pharmacie+louis+XVI&source=web&ots=oNape9blrX&sig=4gu4llHY9kBfRLBzro8q
mPZxZV8&hl=fr&sa=X&oi=book_result&resnum=1&ct=result#PPA103,M1

2. Le décret d'Allarde,
http://www.balde.net/formations/travail.cours/Cours%20histoire%20travail/travail-
212legisl.html

3. La loi du 21 Germinal an XI,
www.ordre.pharmacien.fr/upload/Syntheses/214.pdf

4. Définition du médicament (loi du 11 septembre 1941)
http://www.legifrance.gouv.fr/affichTexte.do?cidTexte=LEGITEXT000006072701&dateTex
te=20100415

5. Ordonnance du 4 février 1959
http://archives.assemblee-nationale.fr/1/cri/1960-1961-ordinaire1/001.pdf

6. Directive du 26 janvier 1965
http://admi.net/eur/loi/leg_euro/fr_365L0065.html

7. Ordonnance du 23 septembre 1967
http://www.legifrance.gouv.fr/affichTexte.do?cidTexte=LEGITEXT000006069290&dateTex
te=20100415

8. Définition du médicament, article L-5111-1
http://legifrance.gouv.fr/affichCodeArticle.do;jsessionid=416093707E9B74D3374DAF3023
BD8554.tpdjo05v_1?cidTexte=LEGITEXT000006072665&idArticle=LEGIARTI000006689
866&dateTexte=&categorieLien=cid

9. Ordonnance du 15 juin 2000
http://www.legifrance.gouv.fr/affichTexte.do?cidTexte=JORFTEXT000000400219&dateTe
xte

10. Code de la Santé Publique
http://www.legifrance.gouv.fr/affichTexte.do?cidTexte=JORFTEXT000000400219&dateTe
xte

11. Exercice illégal de la pharmacie : article L 577

129

http://www.legifrance.gouv.fr/affichCodeArticle.do?idArticle=LEGIARTI000006689006&cid Texte=LEGITEXT000006072665&dateTexte=20100218&oldAction=rechCodeArticle

12. Fermeture d'établissements : article L 519
http://www.legifrance.gouv.fr/affichTexte.do;jsessionid=6128792814A29306D53FA89004 FA4FED.tpdjo08v_2?cidTexte=JORFTEXT000000546218&dateTexte=20100301

13. Exercice illégal de la pharmacie : article L 4223
http://www.legifrance.gouv.fr/affichCodeArticle.do?idArticle=LEGIARTI000021342921&cid Texte=LEGITEXT000006072665&dateTexte=20100216

14. Règlement d'exemption globale pour les accords de franchise du 30 novembre 1988
http://www.franchise-land.com/media/les-nouveaux-reglements-communautaires-p1-496-0.pdf

15. Loi du 31 septembre 1990 sur les SEL
http://www.dictionnaire-juridique.com/definition/societes-d-exercice-liberal-sel.php

16. Publicité sur le médicament, CSP, article 5122
http://www.legifrance.gouv.fr/affichCodeArticle.do?cidTexte=LEGITEXT000006072665&id Article=LEGIARTI000021941971&dateTexte=20100316

17. Article 113-2 du code pénal
http://www.legifrance.gouv.fr/affichCodeArticle.do?cidTexte=LEGITEXT000006070719&id Article=LEGIARTI000006417187&dateTexte=20100415

18. Décret du 30 juin 2008 relatif aux médicaments disponibles en accès direct dans les officines , JORF N°0152
http://www.legifrance.gouv.fr/affichTexte.do;jsessionid=87B3A05A8BEDF55DFA3BB5AE4 5A43E55.tpdjo08v_2?cidTexte=JORFTEXT000019103892&dateTexte=&oldAction=rechJ O&categorieLien=id

19. Listes I et II : article L 5132 du CSP
http://www.legifrance.gouv.fr/affichCode.do;jsessionid=20D1CC0266A9AC89AE50161607 A04B8A.tpdjo04v_3?idSectionTA=LEGISCTA000006171376&cidTexte=LEGITEXT00000 6072665&dateTexte=20100330

20. Code de déontologie des pharmaciens
http://www.ordre.pharmacien.fr/fr/pdf/deontologie.pdf

21. Liste des médicaments présentés en accès direct au 22 janvier 2010
http://www.afssaps.fr/Dossiers-thematiques/Medicaments-en-acces-direct/Medicaments-en-acces-direct/(offset)/0/(ok

22. Directive européenne 2004/27/CE
http://eur-lex.europa.eu/LexUriServ/LexUriServ.do?uri=OJ:L:2004:136:0034:0057:FR:PDF

OUVRAGES CONSULTES :

- THESE de Mlle Stéphanie DAGUE, Limoges 2003

  Le monopole pharmaceutique et la grande distribution : de l'importance de la définition du médicament

- LA PHARMACIE FRANÇAISE : SES ORIGINES, SON HISTOIRE, SON EVOLUTION

  Auteur(s) : BONNEMAIN Henri, DILLEMANN Georges, BOUCHERLE André ; Date de parution: 08-1992

- LE MEDICAMENT : NOTION JURIDIQUE

  Auteur(s) : FOUASSIER Éric ; Date de parution: 08-1999

- CODE DE LA SANTE PUBLIQUE → Textes règlementaires, Edition Litec, juillet 1996

- Rapport COULOMB-BAUMELOU

- Cours du Professeur R. PUJOL, faculté de pharmacie, Toulouse

SITE INTERNET : www.legifrance.fr

ENQUETE PERSONNELLE : voir document en annexe

Mlle Camille de ZAN
Etudiante en 6ème année de pharmacie à la faculté de Toulouse,
TEL : 06.34.63.48.06
MAIL : camilledezan@gmail.com

Au Pharmacien titulaire de l'officine,

Etudiante en 6ème année de pharmacie filière officine, je prépare mon travail de thèse d'exercice sur le thème de la mise en place du libre accès vue par le pharmacien d'officine ; ma soutenance est programmée pour le mois de Décembre 2009.

Dans ce cadre, je me permets de vous solliciter afin de répondre à un questionnaire qui constituera la base de données de mon travail.

Ce questionnaire, anonyme et strictement confidentiel, a été envoyé à un panel de 200 officines de la région du grand sud-ouest.

Il est accompagné d'une l'enveloppe pré timbrée à me retourner si possible avant la date du 30 Septembre.

J'espère que vous trouverez quelques instants pour collaborer à mon travail qui s'insère directement dans l'avenir de la profession.

Si vous le souhaitez, je pourrais vous adresser les résultats et l'analyse de cette étude ; à cette fin merci de me laisser votre adresse e-mail :
..................................@..

Je vous remercie par avance et bien sincèrement de l'attention que vous réserverez à ma sollicitation et je vous prie d'agréer l'expression de mes sentiments distingués.

Camille de ZAN

- QUESTION N°1 :

Avez vous mis en place les médicaments en libre accès dans votre officine ?

OUI ☐ NON ☐

! Si NON reportez vous directement à la question N°15

- QUESTION N°2 :

Pratiquez vous l'affichage des prix ?

OUI ☐ NON ☐

Cela vous a-t-il posé des difficultés ? (merci de citer lesquelles)

....

....

....

- QUESTION N°3 :

Cela vous a-t-il poussé à adhérer à un réseau ?

OUI ☐ NON ☐

- QUESTION N°4 :

Comment gérez-vous les achats concernant le rayon « libre accès » ?

- via une centrale d'achat ☐

- groupés avec d'autres officines ☐

- autrement, précisez...

- QUESTION N°5 :

Avez vous créé un espace dédié au libre accès ?

OUI ☐ NON ☐

- avec une zone de confidentialité ? ☐

- avec un comptoir spécifique ? ☐

- avec du personnel responsable de ce secteur ? ☐

133

- QUESTION N°6
La présence du rayon libre accès dans votre officine a-t-elle entraîné une augmentation du nombre de vols ?

OUI ☐   NON ☐

- QUESTION N°7 :
Avez vous envisagé de mettre en place une technique (tickets…) de gestion pour la file d'attente ?

OUI ☐   NON ☐
   - *si c'est déjà le cas, cela vous paraît-il efficace ? en quoi ?*

....
....
....

- QUESTION N°8 :
Les laboratoires distributeurs de médicaments disponibles en libre accès ont-ils intensifié leurs visites ?

OUI ☐   NON ☐

- QUESTION N°9 :
Avez vous constatez une baisse des prix des médicaments par les laboratoires ?

OUI ☐   NON ☐

- QUESTION N°10 :
Combien de références avez vous mis en place ? ....

Comment les avez vous sélectionnées ?
   - *Popularité*   ☐
   - *efficacité*   ☐
   - *une gamme particulière* ....

- QUESTION N°11 :

Avez vous décidé de former tout ou une partie de votre équipe en vue d'un service optimal du patient ?

OUI ☐   NON ☐

- vous l'envisagez ?

- QUESTION N°12 :

Cette activité nouvelle a-t-elle eu un impact sur votre « patientelle » ?

OUI ☐   NON ☐

- *Augmentation de la fréquentation des patients ?*   ☐
- *Les patients posent ils des questions sur cette nouvelle organisation ?*   ☐
- *patients tentent de mieux se prendre en charge ?*   ☐
- *patients prennent conscience du coût des médicaments ?*   ☐

- QUESTION N°13 :

Cette activité nouvelle a-t-elle eu un impact sur vos horaires d'ouverture ?

OUI ☐   NON ☐

- *surtout entre 12H et 14H ?* ☐
- *surtout après 19H ?*   ☐

- QUESTION N°14 :

Quelles mesures proposeriez vous pour optimiser cette réforme ?

....

....

....

Les questions suivantes concernent les pharmaciens n'ayant pas mis en place le libre accès.

- QUESTION N°15 :
Envisagez vous de mettre en place le libre accès dans votre officine ?

OUI ☐   NON jamais ☐
- quand ? ....

- QUESTION N°16 :
Pouvez vous détailler ce qui vous freine vis à vis de cette démarche ?

- *Difficultés de gestion ?*   ☐
- *Manque de personnel qualifié ?*   ☐
- *Manque d'espace ?*   ☐
- *Avis négatif quant aux conséquences sur la santé des patients ?* ☐
- ....
....

- QUESTION N°17:
Vos patients vous demandent-ils si vous pratiquez le libre accès ?

OUI ☐   NON ☐
- *< 10%*   *< 30%*   *<50%*   *> 50%*

- QUESTION N°18 :
Quelles mesures proposeriez vous pour optimiser cette réforme ?
....
....
....

REMARQUES PERSONNELLES :
....
....
....

Je vous remercie une nouvelle fois pour le temps que vous m'avez accordé en répondant à ce questionnaire.

Camille de ZAN.

RAPPORT COULOMB-BEAUMELOU :

SITUATION DE L'AUTOMEDICATION EN FRANCE ET PERSPECTIVES D'EVOLUTION MARCHE, COMPORTEMENTS, POSITIONS DES ACTEURS

INTRODUCTION

Définition et méthode de travail
M. le Ministre de la santé Xavier Bertrand a chargé Monsieur Alain Coulomb et le professeur Alain Baumelou de mener une réflexion sur les conditions de développement du secteur de l'automédication en France.
Première étape clé de la réflexion, l'adoption d'une définition claire et précise de l'automédication a permis de poser les bases de l'analyse.
Les groupes de travail se sont accordés pour définir l'automédication comme un comportement et non comme une catégorie de produits. Ainsi, est défini comme automédication, le fait pour un patient d'avoir recours à un ou plusieurs médicaments de prescription médicale facultative dispensé(s) dans une pharmacie et non effectivement prescrit(s) par un médecin.
Pour la cohérence du rapport nous exclurons donc de ce champ la « fameuse » armoire à pharmacie qui pose un problème différent, celui du mésusage des produits de prescription obligatoire. L'appellation de cette classe médicamenteuse n'est pas unanime. L'usage du terme « médicament d'automédication » est courant. Un avis au fabricant de l'Afssaps utilise le terme de médicament de Prescription Médicale Facultative. Certains préfèrent les termes de médication familiale ou officinale. Le terme anglo-saxon de médicament OTC (pour over the counter, disponible devant le comptoir de la pharmacie, en accès libre) n'est pas approprié compte tenu des modes de délivrance dans notre pays.
De cette définition a découlé la méthode de travail retenue, consistant à réunir tous les acteurs concernés : les patients, les médecins, les pharmaciens et les laboratoires pharmaceutiques.
Les groupes de travail, constitués ainsi de manière pluri-professionnelle, avaient chacun un thème de réflexion privilégié permettant d'échanger sur le comportement, les facteurs de blocage, réels ou perçus, et les enjeux de l'automédication pour chacun des acteurs identifiés.

LE CONTEXTE REGLEMENTAIRE

Dans le contexte réglementaire actuel, français et européen, il n'existe pour les spécialités pharmaceutiques que deux statuts possibles en fonction de la nécessité ou non d'une prescription médicale.
D'après la réglementation européenne en vigueur, (directive 2004/27/CE, modifiant la directive 2001/83/CE, article 71, §1), les médicaments sont soumis à prescription médicale lorsqu'ils :
« - sont susceptibles de présenter un danger, directement ou indirectement, même dans des conditions normales d'emploi, s'ils sont utilisés sans surveillance médicale, ou - sont utilisés souvent, et dans une très large mesure, dans des conditions anormales d'emploi et que cela risque de mettre en danger directement ou indirectement la santé, ou - contiennent des substances ou des préparations à base de ces substances, dont il est indispensable d'approfondir l'activité et/ou les effets indésirables, ou - sont, sauf exception, prescrits par un médecin pour être administrés par voie parentérale. »
Cette directive définit dans son article suivant (article 72) les médicaments non soumis à prescription médicale comme « ceux qui ne répondent pas aux critères énumérés » précédemment. C'est l'autorité d'enregistrement qui, en délivrant l'autorisation de mise sur le marché, décide du statut du médicament.
Il ressort de la directive précitée que les produits à prescription médicale facultative (PMF) sont des produits dont la toxicité est modérée, y compris en cas de surdosage et d'emploi prolongé, et dont l'emploi ne nécessite pas a priori un avis médical.
En outre, la directive 2004/27/CE prévoit dans son article 88 point 2 que « les médicaments qui, par leur composition et leur objectif, sont destinés à être utilisés sans intervention d'un médecin pour le diagnostic, la prescription ou la surveillance du traitement, au besoin avec le conseil d'un pharmacien, et conçus dans cette optique, peuvent faire l'objet d'une publicité auprès du grand public ». Cette disposition, qui subordonne la possibilité de faire de la publicité grand public à l'adaptation du médicament à un usage sans avis médical est importante ; elle sera prochainement transposée en France.
De même, l'OMS complète la définition du médicament d'automédication / PMF en insistant sur la nécessité de l'adaptation de ces spécialités à un usage hors contexte médical (notamment en termes de conditionnement, notice patient ...).
« Self-medication is the selection and use of medicines by individuals to treat self-recognised illness or symptoms »
« Medicinal products for self-medication may for the present purpose be defined as those which do not require a medical prescription and which are produced, distributed and sold primarily with the intention that they will be used by consumers on their own initiative and responsibility, when they consider such a use appropriate. (...) The packaging, package size, labelling and product information (package insert, leaflet, directions folder or other accompanying text) will generally be designed and written to ensure appropriate self- medication"
(Guidelines for the Regulatory Assessment of medicinal Products for use in Self-Medication, OMS – Geneva 2000)

En France, la prescription est obligatoire pour toute spécialité qui contient une ou plusieurs substances inscrites sur une liste (liste I, liste II, stupéfiant). D'après le Code de la Santé publique : (article L.5132-6), les listes I et II comprennent :
« 1°. Les substances dangereuses mentionnées au 1° de l'article L 5132-1 qui présentent pour la santé des risques directs ou indirects.
2°. Les médicaments susceptibles de présenter directement ou indirectement un danger pour la santé ;
3°. Les médicaments à usage humain contenant des substances dont l'activité ou les effets indésirables nécessitent une surveillance médicale ;
4°. Les produits insecticides ou acaricides destinés à être appliqués à l'homme et susceptibles de présenter directement ou indirectement un danger pour la santé ;

5°. Tout autre produit ou substance présentant pour la santé des risques directs ou indirects
La liste I comprend les substances ou préparations, et les médicaments et produits présentant les risques les plus élevés pour la santé. »
Il n'y a pas de définition spécifique des spécialités de PMF : elles représentent, par défaut, toutes les spécialités ne présentant pas les critères d'inscription sur une des listes susmentionnées.
Le marché de l'automédication en France se distingue de celui des pays voisins européens, par sa faible importance, en valeur comme en volume, et par sa faible dynamique.
Les médicaments à prescription médicale facultative (PMF) non remboursables délivrés sans ordonnance représentent 8% du marché pharmaceutique en valeur et 17% en unités. (Cf. graphe 1)
En France, l'immense majorité des produits de PMF est remboursable (80% en unités et 75% en valeur) alors que de nombreux pays assimilent totalement ou largement prescription médicale facultative (PMF) et médicaments non remboursables.
En 2005, les PMF ont représenté 45% du nombre de boîtes vendues sur le marché pharmaceutique (1,4 Mds de boîtes) et 19% du CAHT (3,6 Mds €) (cf. graphe 1).

La comparaison des cinq principaux marchés européens de l'automédication, montre que la France est en dernière position après l'Allemagne, le Royaume-Uni, l'Italie et l'Espagne. Au total, alors que les dépenses de médicaments en France sont parmi les plus élevées de l'OCDE, celles-ci concernent peu les produits d'automédication et relativement moins que dans les autres pays d'Europe (27 euros par personne et par an à comparer à 60 euros en Allemagne ou 40 pour le Royaume-Uni et l'Italie).
Des réglementations nationales
Les éléments structurant le marché des PMF font l'objet de réglementations nationales.
Aux Etats-Unis, en Allemagne et aux Pays-Bas2, le remboursement des PMF constitue une dérogation à la règle. Dans les autres pays, certains PMF sont remboursables.
Contrairement à la situation française, cela ne semble néanmoins pas constituer un frein au développement de l'automédication (cf. graphe 5).

Dans la plupart des pays, le réseau de distribution est limité au circuit officinal. Toutefois, aux Pays-Bas et en Suisse, les « droguestores » (drugstores) sont également habilitées à vendre des PMF3. Enfin, aux Etats-Unis et au Royaume-Uni4, les PMF peuvent aussi être commercialisés dans un commerce quelconque. La situation est identique en Allemagne et en Italie, sous réserve de la présence d'un pharmacien. Sauf aux Etats-Unis et au Royaume-Uni où elle est autorisée, la vente en libre service5 est prohibée (Allemagne, Belgique, France), restreinte à une catégorie limitée de médicaments (Suisse) ou légale mais peu développée (Italie) voire inexistante (Grèce, Espagne). Sauf pour les spécialités prises en charge, la publicité est autorisée et les prix sont libres.
Des marchés inégalement développés
Compte tenu des divergences en matière de réglementation, la part des médicaments de PMF dans le marché total varie fortement d'un pays à l'autre (cf. graphe 6). Par ailleurs, le marché des médicaments de PMF est très inégalement exploité (cf. graphe 7) : en France, seuls 27% du CAHT des médicaments de PMF sont réalisés par demande directe du patient (automédication) contre 89% aux Pays-Bas.
L'essor de l'automédication en France dépend de changements de stratégies
Dans les pays où l'automédication est développée, l'organisation de l'assurance maladie obligatoire incite souvent à l'achat direct de médicaments (forfait par boîte, quotas de prescription…). En outre, le succès de l'automédication relève d'habitudes de consommation médicale : dans les pays anglo-saxons, l'accent est mis sur la responsabilisation du patient, considéré comme apte à se traiter pour des pathologies mineures.
En France, au contraire, la consultation d'un praticien pour des pathologies bénignes est plus systématique, d'autant qu'elle ouvre droit au remboursement des médicaments prescrits. Les éclairages internationaux suggèrent qu'une implication croissante des médecins dans l'éducation des patients, qu'une meilleure communication sur le sujet, valorisant notamment le rôle de conseil des pharmaciens, sont des facteurs favorables à l'automédication. La possibilité d'acquérir les médicaments de PMF en libre service augmente également les ventes.

Précisions méthodologiques
Deux sources de données ont été utilisées pour évaluer le marché de l'automédication en France.
1. Les **données mensuelles du GERS** retracent les ventes des laboratoires aux officines de ville. On dispose ainsi, pour chaque présentation, du chiffre d'affaires hors taxes, du nombre de boites vendues et du statut du médicament vis-à-vis de la prescription et du remboursement.

2. Les **données Medic'am** publiées par la Cnamts (2000-2003) fournissent, pour chaque présentation, les montants remboursables, les montants remboursés et le nombre de boites présentées au remboursement. Ces données ne concernent qu'une fraction du régime général. Elles sont extrapolées à l'ensemble des régimes.
Les données GERS permettent d'estimer le marché des PMF. Quant à l'automédication effective, elle est obtenue par différence entre ces deux sources de données, à quelques imprécisions près :
- les données GERS sont des données relatives en officine et ne tiennent donc pas compte des effets de stockage ;
- les informations dont nous disposons ne permettent pas de distinguer, d'une part, les médicaments non remboursables mais néanmoins prescrits et, d'autre part, les médicaments remboursables et prescrits mais qui n'ont pas été présentés au remboursement.
Concernant les comparaisons internationales, il s'agit de données fournies par IMS et l'association européenne des spécialités pharmaceutiques grand public (AESGP).

Constats de situation
1 – Un comportement plus qu'une demande réellement exprimée
Il est assez paradoxal de constater l'écart entre les chiffres de vente des médicaments disponibles en automédication et les comportements déclarés par les Français. Comme cela a été souligné précédemment, l'automédication en France reste un secteur peu développé en valeur. Pourtant, consommer sans prescription médicale des médicaments n'en demeure pas moins un geste banal de la vie quotidienne (80% des adultes déclarent avoir utilisé des médicaments sans avoir recours à une consultation chez le médecin -
source : enquête Afipa- Sofres 2001).

A la question : « Vous-même, vous soignez-vous sans aller voir le médecin pour des problèmes bénins de type rhume, maux de tête, constipation, arrêt du tabac ? »,
Les 954 individus interrogés répondent :
- souvent : pour 24% d'entre eux
- de temps en temps : 28%
- rarement : 28%
- jamais : 20%
80% des individus interrogés déclarent donc avoir recours à l'automédication, plus ou moins fréquemment.
Enquête Afipa – Sofres 2001

La motivation la plus importante pour recourir à l'automédication semble être le besoin de soulagement rapide. Viennent ensuite le fait que le problème est considéré comme bénin et ne nécessite pas de consultation médicale, et le fait qu'il s'agit d'un problème familier pour lequel le médicament est déjà connu. Enfin, il convient de noter que pour 80 % des personnes interrogées, le problème face auquel elles ont adopté un comportement d'automédication a été résolu.
Selon une enquête réalisée par l'institut CSA – TMO pour le compte de la DGS en 2002, le premier recours face à une douleur ou un symptôme est même de se tourner vers l'armoire à pharmacie familiale. Une majorité de personnes réutilise des médicaments antérieurement prescrits et conservés à domicile lorsque la personne à soigner est un adulte. En revanche, le recours à la consultation est privilégié largement lorsqu'il s'agit de soigner un enfant.

« **Au cours des 12 derniers mois**, vous est-il arrivé d'utiliser des médicaments antérieurement prescrits par le médecin et que vous aviez conservés dans votre armoire à pharmacie... »
Pour vous-même ? Pour un adulte de 15 ans et plus ? Pour un enfant de moins de 15 ans ?
Oui Non Oui Non Oui Non
70% 30% **74%** 26% 13% **87%**

« *DE QUEL(S) TYPE(S) DE MEDICAMENTS S'AGISSAIT-IL ? »*
Pour vous-même ? Pour un adulte de 15 ans et plus ? Pour un enfant de moins de 15 ans ?
40% anti-douleur/antalgique 21% anti-rhume/anti-grippal 17% anti-migraineux 16% anti-tussif 15% anti-inflammatoire 14% médicament pour la gorge 11% anti-pyrétique 39% anti-douleur/antalgique 15% anti-rhume/anti-grippal 14% anti-tussif 12% médicament pour la gorge 12% anti-migraineux 10% anti-inflammatoire 28% anti-tussif 23% antipyrétique 19% anti-douleur/antalgique 14% anti-rhume/anti-grippal 11% anti-diarrhéique
Base : ensemble des individus (982) *Enquête DGS/CSA-TMO santé – octobre 2002*

Les explications de ce décalage sont, en se limitant aux aspects de demande de la part des utilisateurs de ces médicaments, de plusieurs natures :
- Elles tiennent tout d'abord aux catégories administratives des produits disponibles sans ordonnance. Certains sont remboursables dès lors qu'ils sont prescrits, d'autres ne le sont pas qu'ils soient prescrits ou non. On observe trois comportements : Un recours systématique à la consultation médicale en vue d'obtenir le remboursement ; La prescription par anticipation ; Une prescription rectificative ex post, après achat en pharmacie. Ce dernier phénomène, souvent dénoncé, semble être en passe de devenir marginal. Il appartient à chaque acteur, les patients, les médecins et les pharmaciens, de respecter en responsabilité les règles du jeu du remboursement.

Comportement d'achat
« Au cours des 12 derniers mois, combien de fois environ vous est-il arrivé d'acheter chez le pharmacien des médicaments sans ordonnance, pour vous-même ou pour quelqu'un de votre foyer ? »
26% 4 fois ou plus   40% 2 à 3 fois   34% Jamais ou presque jamais
Base : ensemble des individus (982)

« Au cours des 12 derniers mois pour traiter un problème ponctuel, vous est-il arrivé de faire inscrire par la suite par un médecin un ou plusieurs de ces médicaments sur une ordonnance pour vous les faire rembourser ? »
9% Toujours ;11%• Souvent ;28% • Parfois ;52% Jamais
Base : ensemble des individus achetant sans ordonnance

66% des individus ont acheté plus de deux médicaments sans ordonnance au cours des 12 derniers mois. Près de la moitié d'entre eux déclarent se les faire prescrire ultérieurement (toujours / souvent / parfois) pour être remboursés (54% des femmes vs 41% des hommes).
Enquête DGS/CSA-TMO santé – octobre 2002

La prescription par anticipation est, quant à elle, moins contestable, et fait partie du rôle d'éducation du médecin à une auto gestion de sa pathologie par le patient, à charge cependant au médecin d'assortir cette prescription de toutes les informations et mises en garde permettant à son patient de décider d'utiliser la prescription et au pharmacien de délivrer les conseils appropriés et de vérifier les dates de validité de l'ordonnance.
- Les raisons de ce décalage entre les comportements déclarés et la demande effective tiennent ensuite à l'image des produits non remboursables, qui amène les patients à privilégier les médicaments remboursables. Le marché français du médicament présente en effet deux caractéristiques :
o une assimilation entre efficacité et prescription, les médicaments exonérés de l'obligation d'une prescription médicale seraient nécessairement moins efficaces que les autres. Ceci étant de surcroît renforcé par un déficit d'innovation pharmaceutique dans le champ de l'automédication. Selon l'enquête CSA -TMO, un tiers des personnes perçoit le médicament d'automédication comme moins efficace et plus cher.
o une assimilation entre efficacité et remboursement, encore accrue par l'image dévalorisée des médicaments déremboursés en raison de leur service médical rendu jugé insuffisant pour bénéficier d'une prise en charge par l'assurance maladie.
o Un déficit de communication à l'intention des pharmaciens et des médecins, préalable aux déremboursements.
L'automédication, définie comme un comportement responsable d'auto-prise en charge de certains troubles ou affections se

140

satisfait mal de ces ambiguïtés ou de ces assimilations.

Les professionnels de santé, médecins et pharmaciens, estiment légitime de définir des priorités pour la prise en charge des produits de santé par l'assurance maladie, mais ils souhaitent une clarification des messages émis à l'occasion des déremboursements.

L'aspiration des patients à s'impliquer dans leur santé, à adopter un comportement responsable et autonome ne peut, dès lors, pleinement s'exprimer et se traduire dans des chiffres de vente. Selon une enquête récente de la Drees, publiée en septembre 2006, environ la moitié des patients interrogés sont néanmoins prêts à accepter l'idée que certains médicaments ne soient pas remboursés pour des pathologies sans gravité.

« Si vous deviez choisir parmi les solutions suivantes visant à réduire la consommation de médicaments en France, laquelle aurait votre préférence ?

Citation en premier Citation deuxième Total citations
Limiter les médecins dans leurs prescriptions de médicaments pour chaque patient 56 22 78
Ne pas rembourser les médicaments pour les pathologies sans gravité 22 32 54
Appliquer une participation forfaitaire payée par le patient pour chaque boîte de médicament 10 12 25
Baisser les taux de remboursement par la sécurité sociale sur l'ensemble des médicaments 4 11 15
NSP 8 20 28
Source : Enquête barométrique de la DREES, 2006 100 100

Mais, bien que souvent floue et latente, la demande de disposer de spécialités d'automédication efficaces et aisément accessibles, est une réalité.

L'automédication est un des éléments importants, au même titre que l'apprentissage de la prévention primaire, de la responsabilisation du citoyen sur ses problèmes de santé. Elle participe à la maturation du patient, nécessaire à la qualité des soins. L'automédication est également un élément important d'une politique économique responsable du médicament. La solvabilisation collective des soins n'est pas complète (75% en moyenne). Dans ce cadre, l'automédication peut s'inscrire dans le mouvement de « respiration du système de santé » évoqué par Jean Marmot avec « inspiration » de soins nouveaux, souvent coûteux, et « expiration de soins mineurs et banalisés. »
– Une offre hétérogène et disparate
– La coexistence d'une même spécialité sous un statut remboursable et non remboursable
On constate que si, dans une même classe thérapeutique, certains produits sont remboursés et d'autres ne le sont pas, le marché se fait essentiellement sur la partie remboursée du marché.

Ainsi dans la classe des antipyrétiques, le marché global français représente 391,2 millions d'euros de CA. Celui-ci n'est réalisé qu'à 14% sur la partie non remboursable et à plus de 83% sur les produits remboursés à 65%.

Le médecin va avoir tendance à privilégier la prescription d'un médicament remboursable au détriment des non remboursables, car le patient préfère, d'une manière générale, être remboursé.

De plus, dans l'esprit des patients, un médicament remboursable est forcément plus efficace qu'un non remboursable. Cependant, ce mécanisme n'est pas systématique : les patients ne doutent pas, par exemple, de l'efficacité de la pilule contraceptive ou du sildénafil (Viagra®).

Ainsi, la cohabitation dans la même classe de produits remboursables et de produits non remboursables constitue un obstacle à la lisibilité du marché pour le patient et nuit globalement au marché du non remboursable.

L'hypothèse, drastique, d'un déremboursement massif de l'ensemble des médicaments de PMF remboursables étant exclue tant pour des raisons industrielles (tout déremboursement étant le plus souvent suivi d'une baisse importante de la vente de cette spécialité) que pour des raisons de santé publique (de nombreux médicaments de PMF étant utilisés dans des pathologies graves), une harmonisation progressive du panier de soins remboursables et non remboursables doit être entreprise.

La coexistence de médicaments similaires, dans des indications identiques et des dosages identiques ou proches, qui ne diffèrent donc que par leur statut à l'égard du remboursement est une source de confusion et d'incompréhension qui ne devra plus, à l'avenir, exister. Pour remédier à ces biais et informer médecin, pharmacien et patient sur cette approche thérapeutique, un déremboursement homogène et cohérent de certaines classes thérapeutiques est préconisé. Le rôle de conseil du pharmacien ne pourra être que facilité par l'existence de gammes cohérentes.

Il conviendra néanmoins d'assortir ce processus de plusieurs garanties, et il importe notamment de :
- procéder de façon progressive en choisissant de commencer par des classes bien définies et simples d'utilisation,
- repérer et éventuellement corriger les transferts de consommation vers des produits limitrophes remboursables

Le prix
La structure et les fluctuations du prix
Les médicaments de prescription médicale facultative comprennent :
– Les médicaments non listés et non remboursables, qui sont régis par le principe de liberté des prix et des marges de distribution depuis le 1er janvier 1987.
– Les médicaments non listés et remboursables, qui suivent la même réglementation que les médicaments à prescription obligatoire, concernant les prix et les marges.
Le Conseil national de la consommation a recommandé au Ministre chargé de la consommation de rendre obligatoire, pour les officines, l'affichage clair et lisible des prix des médicaments exposés au public et la mise à disposition des patients d'un catalogue répertoriant les médicaments de prescription obligatoire non remboursables (donc également à prix libre). Un arrêté organisant cet affichage a été publié le 26 mars 2003.
La liberté des prix
Les médicaments d'automédication sont dits à « prix libres », c'est-à-dire qu'à tous niveaux (fabricant, grossiste, officinal...) le prix, les marges, les remises ne sont pas administrés ni contrôlés. Les règles générales commerciales applicables à tout bien de consommation courante sont donc en vigueur. Cette liberté des prix s'accompagne d'une concurrence et d'une véritable stratégie commerciale qui bénéficie aux patients. L'exemple le mieux étudié est celui des substituts nicotiniques.
• Le laboratoire fixe lui-même le prix fabricant hors taxe (PFHT), qui est un prix catalogue. Sur ce prix peuvent être appliquées des remises, prévues par les conditions générales de vente, et qui peuvent varier selon les conditions commerciales accordées aux clients (grossiste, groupement, officinal) et ce notamment en fonction du volume acheté.
• Le grossiste applique la marge qu'il souhaite.
• Le pharmacien établit son prix de vente (prix public TTC) en ajoutant sa marge et la TVA. Le prix public du produit d'automédication tient également compte des facteurs suivants :

- Le taux de TVA
Il est de 5,5% pour les médicaments non remboursables, comme pour tous les biens de consommation courante, conformément à la législation européenne en vigueur. Un taux de TVA réduit est appliqué aux médicaments remboursables : 2,1%
- Le choix du fournisseur
Pour les achats réalisés directement auprès du laboratoire, le client officinal négocie le prix d'achat directement avec le représentant de la firme dans le cadre du tarif et des conditions commerciales.
Pour les achats réalisés par l'intermédiaire d'un grossiste, la commande est généralement ponctuelle et correspond au besoin d'un patient. Le prix d'achat au grossiste n'est pas négocié (PGHT) et il est plus élevé que le prix d'achat en direct laboratoire, notamment en raison de la marge supplémentaire du grossiste.
- Le volume d'achat
Si l'achat se fait en grande quantité directement auprès du laboratoire, une réduction est généralement concédée au pharmacien par un système de palier faisant varier la remise de 15 à 40 %, voire davantage, sur le prix du médicament (PFHT).

Le laboratoire doit disposer d'un tarif et de conditions commerciales qui sont proposées aux officinaux. Des offres promotionnelles peuvent être proposées ponctuellement par le laboratoire.

La stratégie commerciale de la pharmacie
La fluctuation du prix du médicament entre les officines s'explique donc
- par le pouvoir de négociation que détient l'officine,
- et par le type de fournisseur avec lequel elle traite.
Le prix de base du médicament résulte de ce pouvoir de négociation et se traduit ainsi : plus le volume de ventes d'un produit est important dans une officine, plus les capacités de négociation du pharmacien sont élevées et plus les remises obtenues augmentent. Ainsi le prix d'achat pharmacien, dégressif en fonction du volume, est plus bas que le prix tarif du fournisseur (laboratoire, grossiste, groupement). La remise obtenue peut être répercutée par le pharmacien directement sur le prix public pour faire bénéficier ses clients de prix attractifs.
Cette concurrence a bénéficié aux patients par des baisses de prix importantes sur certains de ces médicaments (substituts nicotiniques, antalgiques, etc.) L'arrêt de ces fluctuations pourrait provenir de la mise en place d'un corridor pour le prix public. Cependant, cette option est contraire au droit communautaire et national (articles 81 et 86 du traité instituant la Communauté européenne, article L. 410-2 du code de commerce)
Dans certains cas, l'existence de ces deux sources d'approvisionnement peut conduire à constater des écarts de prix importants pour un médicament d'une pharmacie à l'autre.

Relevé des prix des fluidifiants bronchiques dans un panel de pharmacies – Sept. 2006
Prix moyen Prix maximum constaté Prix minimum constaté
Acetylcystéine biogaran sachet 200mg/30 4.75 7.10 4.33
Acetylcystéine GNR sachet 200mg/30 4.38 6.50 4.15
Bronchokod gé sirop ss sucre 5% ad 300 ml 3.51 5.10 3.45
Carbocistéine Biogaran sol. Ss sucre 5% ad 300 ml 3.85 5.50 3.23
Exomuc sachet 200 mg/30 4.84 6.65 4.77
Fluimucil sachet ss sucre 200 mg/30 5.34 7.69 5.14
Mycomyst sachet 200 mg/30 4.95 6.95 4.39

Moniteur des pharmacies sept. 2006, Données IMS
Cet écart de prix ne semble pas justifié par le patient, y compris du point de vue thérapeutique puisque les deux médicaments contiennent des principes actifs identiques et ont les mêmes propriétés.

L'évolution du prix en cas de déremboursement
L'exemple suivant illustre les différentes évolutions possibles du prix à la suite d'un déremboursement.
Les collyres à la vitamine B 12 ont été déremboursés au cours du dernier trimestre 2003 passant ainsi d'un régime de prix administré à la liberté des prix.
Les déremboursements de médicaments s'accompagnent le plus souvent d'une chute des ventes, et les laboratoires pharmaceutiques n'ont habituellement pas de stratégie efficace pour s'opposer à cette chute. Aussi leur pratique habituelle, lors du déremboursement d'un de leurs produits, est d'augmenter de façon significative le prix de vente, afin de maintenir le plus longtemps possible le chiffre d'affaires généré par le médicament déremboursé. Cette pratique est d'autant plus efficace qu'elle est mise en œuvre par le produit leader des médicaments déremboursés et que celui-ci a une notoriété forte.
Dans le cas d'espèce des collyres à la vitamine B12,
- Le marché global a diminué de près de la moitié en valeur, de 15 à 6 millions d'euros en un an.
- Le leader de la classe avant le déremboursement avec 81% de part de marché, a augmenté le prix de vente des 2 formes commercialisées de son collyre vitamine B 12 de plus de 400%. Cela lui a permis d'augmenter son chiffre d'affaires de manière très significative sur les 6 mois suivant le déremboursement. En juin 2004, il est toutefois revenu au niveau de chiffre d'affaires antérieur, et sa part de marché n'est plus que de 56%.
- Un concurrent, qui a procédé à une baisse de prix faible lors du déremboursement (3%) puis est revenu à son niveau de prix antérieur, a stabilisé son chiffre d'affaires. Sa part de marché est passée de 19 à 40%.
- Enfin le dernier concurrent, en augmentant progressivement son prix sur la période, a réussi à s'introduire sur ce marché, même si ce collyre reste confidentiel avec une part de marché de 4%.
Ce dossier illustre les différentes stratégies mises en œuvre par les laboratoires pharmaceutiques pour tenter de répondre aux effets des déremboursements.
Au total le différentiel de prix entre des médicaments remboursables et non remboursables s'explique par 2 facteurs :
• Les médicaments non listés remboursables ont vu leur prix bloqué depuis de nombreuses années, et la plupart de ces médicaments vont même vu leur prix baisser (SMR insuffisant….)
• Dans le cas d'un déremboursement, de nombreux paramètres peuvent expliquer l'augmentation structurelle du prix public TTC de 34%, par le jeu du changement de prix fabricant hors taxes, de la marge du grossiste, de la marge du pharmacien, et de l'augmentation du taux de TVA.
Toutefois, ce prix public a tendance à baisser dans certaines pharmacies, qui, grâce aux négociations en achats directs,

142

répercutent une partie des remises obtenues au niveau du patient.

La dénomination : marques ombrelle et nom de spécialité
a. La marque
Pour les industriels, développer l'automédication passe nécessairement par une politique forte de marques, identifiant clairement les médicaments et le fabricant. C'est une garantie de bon usage des médicaments et un facteur de réussite économique du produit.
La marque ombrelle fait l'objet d'avis très controversés.
Facteur-clé incontournable de la réussite de lancement d'un produit, les industriels y sont très favorables, soutenus en cela par le G10 (et désormais Forum Pharmaceutique) européen. Dans le cadre de l'automédication, le patient a besoin de repères et d'indicateurs de sécurité pour adhérer à son traitement et le poursuivre dans des conditions optimales de bon usage. La marque est un repère majeur.
Les professionnels de santé, les instances de sécurité sanitaire sont dubitatives sur l'intérêt en termes d'aide à l'identification et au bon usage par le patient. Les professionnels de santé considèrent que la coexistence sous une même marque ombrelle de principes actifs différents est porteuse de risques de confusion et de perte de sécurité pour les patients.
Cependant, aujourd'hui en France de nombreuses marques ombrelles ont déjà été autorisées par l'Afssaps sans entraîner de problème de sécurité ayant fait l'objet de mesure d'urgence. Le guide « dénomination » en projet à l'Afssaps intègre la possibilité de marques ombrelle : nom de fantaisie assortie d'une allégation distinctive.

b. Le nom de spécialité
Les autorités sanitaires et les organismes payeurs sont opposés à la cohabitation d'un même nom de spécialité pour une gamme comprenant des médicaments d'automédication et des médicaments de prescription médicale obligatoire, en particulier lorsque la présentation de PMO est remboursable. Les pouvoirs publics, soucieux d'éviter des reports de prescription vers des spécialités remboursables, n'acceptent pas que les médicaments de même nom « switchés » conservent la marque initiale, c'est-à-dire celle du médicament soumis à prescription médicale, afin de ne pas favoriser les ventes de la spécialité remboursée par une communication directe auprès du grand public. Les présentations non remboursables n'ont pas le droit de communiquer auprès du grand public dès lors qu'il existe une présentation remboursable de même nom, qu'elle soit de prescription médicale obligatoire ou facultative.
L'adjonction d'une allégation adaptée pour les médicaments d'automédication, afin de les distinguer du médicament remboursable dans le cas de « switch », (à l'instar de ce qui a été réalisé pour les génériques Gé) permettrait de répondre à la problématique des pouvoirs publics. Il s'agit d'une solution de court terme, visant à clarifier l'offre en attendant la mise en oeuvre effective d'une politique de délistage active et cohérente.

c. La dénomination commune internationale (DCI)
L'usage de la DCI dans le domaine de l'automédication a deux intérêts majeurs :
   limiter le risque de cumul de traitement par des spécialités prescrites ou non concernant le même principe actif,
   limiter le risque d'interactions médicamenteuses avec d'autres médicaments prescrits ou non.
L'usage de la dénomination commune internationale pour la prescription est prôné depuis de nombreuses années. La politique des génériques a d'ailleurs favorisé et développé cet usage.
Les dispositions relatives à l'information sur la/les DCI des principes actifs entrant dans la composition de toutes les spécialités pharmaceutiques ont été actualisées dans la directive 2004/24/CE. Cette réglementation impose d'indiquer clairement (y compris en braille) jusqu'à trois DCI sur le conditionnement extérieur, la composition de toute spécialité étant obligatoirement indiquée dans les notices de tous les médicaments. Cette évolution est de plus souhaitée par les patients, qui considèrent que
« La DCI est une garantie d'information objective. Elle doit figurer sur les conditionnements de tous les médicaments contenant jusqu'à trois substances actives. Elle doit apparaître de façon claire, lisible et identifiable ainsi qu'en braille. Afin de donner aux consommateurs le moyen de réduire les risques de surdosage et d'interactions médicamenteuses, la DCI doit figurer sur l'étiquetage dans les mêmes conditions que le nom de fantaisie. » Source : position UFC – Que Choisir

L'information objective telle qu'elle est réclamée par les patients au travers de l'utilisation de la DCI devrait par conséquent rapidement devenir une réalité.

La politique de délistage
En comparaison d'autres pays européens, la France a une politique de délistage relativement peu développée. A l'heure où le Royaume-Uni rend les statines et les triptans disponibles en automédication, la pharmacopée française exempte de prescription médicale paraît très restreinte. Pourtant le nombre de spécialités accessibles en automédication ne peut être considéré comme négligeable puisque près de 4 500 présentations sont ainsi disponibles sans ordonnance.
Néanmoins, la mise à disposition de molécules innovantes, dans un dosage et un conditionnement adaptés à l'automédication, permettrait le développement du conseil par le pharmacien en officine, mettant ainsi en avant son rôle clé de professionnel de santé dans une prise en charge immédiate d'un champ préalablement bien défini de troubles ou affections. Un comportement de prise en charge personnelle de la maladie par le patient implique donc une politique active de délistage. Celle-ci doit être fondée sur une double évaluation préalable :
- d'une part, une évaluation du principe actif qui doit répondre au souci de sécurité et d'efficacité dans les conditions de la prescription médicale facultative,
- d'autre part, une définition exacte des indications relevant d'une prise en charge personnelle de la maladie.

Un marché à révéler, à sécuriser et à encadrer
Vers une définition positive de l'automédication
L'automédication, en tant que comportement et en tant que catégorie de médicaments, ne dispose pas d'une définition juridique précise, cette notion est même absente du code de la santé publique.
En pratique, peuvent faire l'objet d'automédication, i.e. être achetés sans prescription médicale, tous les produits dont le principe actif ne figure pas sur une liste (liste I et liste II). Ce champ recouvre des produits qui seraient remboursés s'ils faisaient l'objet d'une prescription médicale et des produits non remboursables.
L'accès au remboursement et l'obligation de prescription médicale ne sont pas, par ailleurs, superposables, certains médicaments n'étant disponibles que sur prescription médicale, mais non remboursables par l'assurance maladie.
Enfin, s'agissant d'un comportement des patients, et non d'une catégorie de produits à proprement parler, l'automédication peut

également s'exercer à partir du contenu de « l'armoire à pharmacie familiale », laquelle comporte aussi bien des médicaments à prescription médicale obligatoire, non adaptés à un usage en automédication, que des médicaments à prescription facultative.

Organisation du marché
Parmi les éléments susceptibles de faciliter le choix du patient, les orientations suivantes ont été choisies : Le « panier de l'automédication » doit exister de manière spécifique et non pas être alimenté uniquement par des produits considérés, à tort ou à raison, comme « inefficaces ». Les déremboursements de médicaments consécutifs à un classement en médicaments présentant un « service médical rendu insuffisant pour justifier d'une prise en charge par la collectivité » sont parfois considérés comme une ouverture vers l'automédication de ces médicaments. Pourtant, ils ne présentent pas obligatoirement un profil tout à fait adapté à l'automédication, notamment dans le libellé des informations non conçues pour une utilisation autonome par le patient. La dynamique du marché du médicament de PMO, où des molécules innovantes viennent remplacer des molécules plus anciennes ou combler des failles thérapeutiques, devrait trouver à s'appliquer autant sur le marché du médicament remboursable et que pour le non remboursable.
Le délistage des spécialités de prescription médicale obligatoire et la recherche d'une cohérence en termes de remboursement par classe pharmacothérapeutique devraient donner une meilleure lisibilité pour le patient des situations/affections dont la prise en charge médicamenteuse peut être assurée en automédication. L'organisation d'une expérimentation visant à étudier les effets d'une présentation devant le comptoir pourra être envisagée. La méthodologie de cette expérimentation devra être rigoureusement définie préalablement, les éléments de jugement devront
être quantitatifs (effet de la mise à disposition sur le volume des ventes, temps de conseil du pharmacien) mais aussi qualitatifs (satisfaction du patient et du pharmacien). Cette expérimentation pourra porter sur un nombre limité de médicaments, définis par un comité scientifique et devra faire l'objet d'une évaluation rigoureuse.
Une meilleure information des patients sur le prix des médicaments non remboursables pourra également être mise en place en généralisant l'affichage des prix en officine, tel qu'il est prévu par la réglementation.

Une information lisible
La rédaction des notices doit faire l'objet d'un effort particulier, déjà amorcé par certains industriels en collaboration avec l'Afssaps. En effet, certaines notices de médicaments disponibles sans ordonnance médicale ne sont pas adaptées à un usage en automédication, surtout si celui-ci est réalisé à distance du conseil délivré par le pharmacien.
Sur l'initiative de la Direction générale de la santé, un travail de réflexion sur l'adaptation des notices des médicaments de PMF à un usage en automédication s'est déroulé entre 2001 et 2004. Des sous-groupes de travail « notice » associant la DGS, l'Afssaps, le conseil pour l'automédication et les industriels ont ainsi eu lieu. Les conclusions se trouvent dans l'annexe IV de la nouvelle version de l'avis au fabricant concernant les AMM des spécialités de PMF (BO du 15/09/06), et annexées au présent rapport :
- ajout dans le libellé des encadrés devant figurer en en-tête des notices des médicaments de PMF « médicament autorisé et contrôlé »,
- ajout d'un pavé optionnel comportant l'essentiel à connaître sur le médicament proposé par le titulaire et approuvé par l'Afssaps,
- reformulation des titres des rubriques,
- regroupement des rappels au médecin/pharmacien (excepté pour les effets indésirables, pour la grossesse et l'allaitement et pour les interactions médicamenteuses).
Le travail de révision des notices PMO/PMF devra être évalué : une des solutions à envisager serait que les industriels proposent un projet de notice répondant au cahier des charges.
Un modèle définitif de notice patient sera proposé ultérieurement en s'alignant sur les nouvelles exigences de la directive européenne 2004/27/CE qui prévoit notamment que l'ordre et la nature des rubriques seront différents de l'organisation type de la notice patient actuelle.
Il faut donc adopter une notice patient, pour les procédures nationales, qui soit la plus proche des notices imposées aux médicaments de PMF relevant de procédures de reconnaissance mutuelle ou de procédures décentralisées.
D'autre part, selon la directive européenne 2004/27, les notices des nouveaux médicaments sont actuellement soumises à des tests de lisibilité, grâce à la consultation de groupes cibles de patients.
En France actuellement, pour le fond des notices des médicaments de PMF, les firmes se réfèrent :
à l'avis au fabricant (BO du 15/09/06), aux schémas communs pour certaines substances (Paracétamol, Aspirine, Ibuprofène, Pseudo éphédrine), validés en commission d'AMM et disponibles à l'Afssaps.
Pour la forme, les firmes peuvent consulter le guideline européen de la notice (dernière version de 1998). Un nouveau guideline européen de la notice est en cours de rédaction. Il est accessible en consultation publique sur le site de l'Afssaps depuis octobre 2006. Les notices des médicaments de PMF sont ensuite soumises à une évaluation par le Groupe de travail PMF et passent en commission d'AMM.

Une pharmacovigilance adaptée
Une pharmacovigilance adaptée est nécessaire. Les effets à grande échelle et en situation d'automédication de la consommation de médicaments ne sont qu'insuffisamment appréhendés par les essais cliniques. Cette pharmacovigilance doit prendre en compte l'ensemble des effets indésirables dans les conditions de mise sur le marché et les risques d'effets iatrogènes, en particulier liés à une mauvaise utilisation du produit (mésusage). Le système français de pharmacovigilance s'applique à tous les médicaments inscrits ou non sur une liste : les professionnels de santé, médecins et pharmaciens sont soumis à l'obligation de déclaration des effets indésirables.
Une réflexion est en cours à l'Afssaps pour impliquer les patients et les associations de patients dans le signalement des effets indésirables et pour renforcer les systèmes de recueil d'informations dans le cadre de l'automédication (Cf. www.afssaps.sante.fr).
Parallèlement, l'Ordre des pharmaciens travaille à la création du dossier pharmaceutique informatisé, dans le but de renforcer l'implication de ces derniers en matière de pharmacovigilance (iatrogénèse, bon usage du médicament, etc.)
Une place dans le système de soins
De la prévention au traitement des symptômes ou troubles aisément reconnaissables
Le champ de l'automédication était traditionnellement cantonné au traitement de courte durée de symptômes ou d'affections bénignes tels que : rhume, toux, états grippaux, fatigue, douleurs, brûlures, etc.
Ce champ s'est notablement accru. Cette tendance, commune aux autres pays européens et aux Etats-Unis, s'est illustrée en France par deux décisions gouvernementales récentes : les médicaments de la contraception d'urgence et les substituts

nicotiniques. Dans un cas comme dans l'autre, les affections concernées ne sont ni des symptômes, ni des affections bénignes et le traitement (par les substituts nicotiniques) peut s'étendre sur plusieurs mois. Dans certains pays, le champ de l'automédication peut s'étendre à la prévention. La Grande Bretagne est le premier pays à avoir autorisé une statine (hypolipidémiant inhibiteur de la HMG CoA réductase) en automédication. La simvastatine a été autorisée à la dose de 10mg sur la liste P (délivrance sans ordonnance en officine et par le pharmacien). L'autorisation a été accordée au vu des résultats de la Heart Protection Study. Cette autorisation fait l'objet de polémiques importantes. D'autres pays ont ouvert de nouvelles perspectives de délistage : l'Australie a délisté l'orlistat dans le traitement et la prévention de l'obésité, la Suède, l'Allemagne et la Grande-Bretagne, un triptan dans le traitement de la crise migraineuse.

La garantie de l'AMM

Tous les médicaments nécessitent, pour être vendus en officines, l'octroi d'une Autorisation de mise sur le marché (AMM) délivrée par l'Agence française de sécurité sanitaire des produits de santé (Afssaps). Cette AMM, délivrée au regard des essais cliniques présentés par l'industriel, repose sur trois axes : la qualité, la sécurité, et l'efficacité. L'examen des qualités et propriétés du médicament est identique, quel que soit son statut à l'égard de la prescription médicale et, a fortiori, du remboursement (qui n'est décidé qu'ultérieurement).

Tout nouveau médicament destiné à un usage en automédication doit ainsi avoir démontré une efficacité supérieure au placebo dans des essais cliniques de bonne qualité et présenter un rapport bénéfice/risque favorable, comme cela est rappelé dans l'avis aux fabricants des spécialités de PMF de mai 2005 (BO n°2005-8, annonce n°32).
Des essais complémentaires spécifiques à l'automédication pourraient compléter le dossier clinique et seraient d'autant plus indispensables que la population cible serait différente, en automédication, de celle incluse dans les précédentes études d'efficacité et que l'expérience en pharmacovigilance des produits serait insuffisante.
Ces essais devraient répondre à des questions spécifiques à l'automédication tout en respectant une méthodologie adaptée :
• tests de lisibilité de la notice tels qu'ils sont prévus par la directive européenne,
• essais d'efficacité en situation d'automédication,
• essais d'efficacité d'une posologie spécifique à l'indication d'automédication,
• évaluation d'un risque spécifique et des conséquences éventuelles d'utilisation d'un médicament d'automédication sur le devenir de la maladie (risque pour les patients de voir apparaître des complications dues au retard de diagnostic),
• évaluation des risques pris par le malade lors de la prise d'un traitement d'automédication sans surveillance médicale : évaluation des interactions médicamenteuses, d'un risque de surdosage, de l'apparition d'une dépendance ; répercussions en termes de santé publique vis-à-vis de la consommation d'autres médicaments.
Ces essais (mis à part les tests de lisibilité) restent du domaine d'une démarche volontaire de l'industriel ; ils peuvent permettre l'obtention d'une reconnaissance de la spécialité comme particulièrement adaptée à l'automédication, mais ils pourraient aussi être demandés en cas de besoin par l'autorité évaluatrice.

La reconnaissance du médicament adapté à l'automédication

La disparité dans la qualité de l'offre de médicaments d'automédication peut constituer un frein à son développement. La nécessité de procéder à un tri sélectif dans les diverses classes de médicaments s'affirme afin de promouvoir plus particulièrement les médicaments les mieux adaptés à un usage en automédication.
Les patients sont favorables à ce travail de tri puisqu'il permettrait d'identifier de manière claire les médicaments adaptés à l'automédication et constituerait de surcroît un gage de qualité pour ces médicaments.
Ce travail pourrait être réalisé par le groupe Prescription Médicale Facultative (PMF) de l'Afssaps, qui évaluerait, en complément de l'AMM, les médicaments selon les quelques principes fondamentaux suivants :
- l'adaptation de la spécialité à une indication relevant de la prise en charge personnelle,
- la compatibilité du profil de tolérance avec un usage sans avis médical préalable,
- la taille du conditionnement,
- la lisibilité de la notice
- etc.
Cet « avis » donné par le groupe PMF de l'Afssaps pourrait, dans le respect des règles de publicité, faire l'objet d'une communication de la part du laboratoire pharmaceutique concerné.
Face à l'étendue du champ des médicaments concernés par le comportement d'automédication, le groupe propose d'identifier un groupe de médicaments spécifiquement adaptés à une prise en charge personnelle par les patients de leurs symptômes ou de leur maladie.

La connaissance des produits et l'information par le médecin

L'automédication doit bénéficier de la participation du médecin car elle contribue à une prise en charge globale du patient (« collaborative care »). Le médecin a un rôle d'information et de conseil, qui dépasse le cadre limité d'une prescription ou d'une pathologie spécifique. Le médecin, afin de garantir au maximum la sécurité du patient, a également pour rôle de vérifier la consommation médicamenteuse, y compris en dehors de ses propres prescriptions. Ce qui inclut tout autant le recours à des spécialités d'automédication que la consommation de médicaments contenus dans l'armoire à pharmacie.

Ainsi, le rôle du médecin dans l'automédication, qui semble de prime abord très marginal, est en réalité un des piliers du bon usage et de la sécurité de la consommation de ces médicaments.
Il incombe en effet au médecin à l'occasion des consultations :
- de vérifier, voire d'orienter l'automédication du patient ;
- de prévenir d'éventuels risques d'interactions médicamenteuses ou de surdosage favorisés par les appellations différentes de principes actifs identiques : différents noms de marques remboursables et non remboursables de la même molécule, auxquels il faut rajouter les génériques. L'exemple seul du paracétamol est à cet égard très révélateur des risques potentiels ;
- d'informer le patient sur les conditions dans lesquelles l'automédication est une solution appropriée (délai de recours au médecin en cas de persistance des symptômes, notion d'aggravation de la plainte ou des troubles, etc.). Ceci est particulièrement vrai pour les affections récidivantes : constipation, insomnie, migraine, manifestations allergiques par exemple.
Au final, le médecin ne pourra bien évidemment pas être tenu responsable du mésusage d'un patient. Le plus souvent, les médecins ne connaissent que peu les médicaments d'automédication.
Ceux-ci ne sont d'ailleurs pas systématiquement référencés dans les dictionnaires de spécialités et les bases de données de médicaments. Pour le médecin, comme pour le pharmacien, la mise à disposition de dictionnaires ou banques de données spécialisés dans cette classe de médicaments de PMF est nécessaire. La création d'un site Internet dédié exclusivement

l'automédication, comportant une liste exhaustive des fiches des médicaments utilisables en automédication constituerait, dans ce cadre, une initiative à encourager.

Le conseil du pharmacien, la délivrance officinale
Les médicaments utilisés en automédication sont des médicaments et ne peuvent de ce fait contourner le circuit de délivrance officinale. Ce point, en cohérence avec les objectifs de sécurité de la consommation médicamenteuse, n'est d'ailleurs remis en cause par aucun des acteurs en présence.
Le rôle de vigilance du pharmacien devrait se trouver facilité par la mise à disposition du dossier pharmaceutique. Ce dossier informatisé met à la disposition des pharmaciens l'ensemble des informations concernant les achats de médicaments de leurs « clients », quel que soit le statut du médicament et quelle que soit la pharmacie de dispensation. A terme, cette information sera également accessible aux médecins par l'intermédiaire du dossier médical personnel.
Ainsi, les risques de surdosage ou d'interactions médicamenteuses seront amenuisés, car le pharmacien disposera de toute l'information nécessaire pour prévenir et anticiper ces éventuels effets délétères.
Cet aspect revêt une importance particulière dans le cas de populations fragilisées, notamment les personnes âgées et pour les classes thérapeutiques où coexistent de nombreux produits de marques et leurs génériques.
Le fait que le pharmacien soit proche du patient lui permet d'être l'interlocuteur privilégié en termes de prévention de certains risques encourus par le patient. Son rôle de conseil, d'information et d'orientation des patients fait de lui un des piliers du développement de l'automédication.
L'information du pharmacien sur le champ de l'automédication et des spécialités concernées passe par la constitution de dictionnaires et de banques de données spécifiques à cette catégorie de médicaments.
Le pharmacien est un des piliers de l'automédication.
Le conseil pharmaceutique doit être maintenu et même amélioré par :
- **l'optimisation au cours des études de pharmacie de l'enseignement de la pharmacie clinique,**
- **le développement des actions de formation continue dans les domaines thérapeutiques reconnus comme relevant de l'automédication,**
- **la mise en place éventuelle d'actions ciblées dans des grands domaines de santé publique : le succès de la formation sur le sevrage tabagique constitue un exemple pour de futurs délistages.**

Une bonne pratique de l'automédication
La question de la sécurité de l'automédication est une préoccupation centrale. L'automédication est particulièrement adaptée à des traitements de courte durée. La durée brève du traitement diminue le risque de retard d'un diagnostic médical, elle diminue également le risque d'accidents médicamenteux ou de pathologie induite. A la double condition d'un diagnostic confirmé et d'une innocuité démontrée en usage prolongé, certaines automédications peuvent se justifier de façon prolongée (par exemple le sevrage tabagique ou le traitement de certaines alopécies). En adaptant la taille des conditionnements des médicaments d'automédication, on permet au pharmacien, au-delà du conseil pharmaceutique, de jouer un rôle d'alerte et de réorientation vers une consultation médicale si la plainte du patient s'aggrave en dépit de ce traitement.
La durée du traitement doit toujours être évoquée clairement et en cas de durée prolongée, envisageable pour certains troubles chroniques bénins, les efforts d'éducation, d'information et de « bon usage » doivent être d'autant plus importants.
La prise simultanée de plusieurs médicaments, prescrits ou non, induit toujours une incertitude sur le devenir des médicaments dans l'organisme et une augmentation du risque d'interaction médicamenteuse et d'effet indésirable. Pour cette raison la notice devra rappeler cet élément de bon usage, et médecins et pharmaciens devront s'enquérir systématiquement de tous les traitements du patient, prescrits ou non.
De la même manière, l'automédication ne doit pas s'adresser à des patients dits à risque médicamenteux : insuffisants rénaux, insuffisants hépatiques, malades porteurs de plusieurs affections. Les risques de l'automédication dans de telles situations sont largement développés actuellement dans la littérature. Concernant la grossesse, la même prudence est nécessaire. Il peut cependant exister quelques cas particuliers, mais ils devront avoir fait l'objet d'une étude approfondie du groupe médicament et grossesse à l'Afssaps.
Dans le cadre de la promotion du bon usage des produits de santé, le directeur général de l'Afssaps a souhaité la rédaction d'un référentiel de bon usage des médicaments de PMF dans la prise en charge autonome de certaines pathologies. Deux fiches de recommandation sont déjà rédigées et deux sont en cours de rédaction. Ces référentiels sont soumis aux commentaires du groupe référent GTPMF, aux associations de patients afin d'améliorer les documents d'information destinés au grand public : lisibilité, compréhension, intérêt, pertinence.

La place des assurances complémentaires
Le choix pour les assurances complémentaires de prendre en charge spécifiquement des médicaments d'automédication pour la population de leurs assurés ne peut, à l'évidence, résulter que d'un choix autonome, dans une logique commerciale et concurrentielle.
Certaines expériences ont d'ores et déjà eu lieu, mais ne reposent que sur la liberté contractuelle de chaque assureur.
Par ailleurs, une information des organismes complémentaires sur les produits délivrés pourra favoriser la libre émergence de garanties les prenant en charge.
De surcroît, la lisibilité du marché de l'automédication ne pourra s'accompagner d'une quelconque forme de solvabilisation systématique.
On peut néanmoins souhaiter que la politique de prise en charge éventuelle par les assurances complémentaires prenne en compte les éléments d'évaluation et les recommandations des autorités sanitaires. L'initiative des « contrats responsables » a démontré, à titre, l'intérêt des organismes complémentaires pour participer activement à une politique de santé.
LES PRECONISATIONS
Confirmer l'unicité du médicament
- Les médicaments dits d'automédication bénéficient de la même évaluation et de la même garantie de sécurité que les médicaments de prescription médicale obligatoire.
- Le circuit de distribution officinale exclusif est confirmé dans le même objectif.
Garantir l'adaptation des médicaments à un usage en automédication
Parmi les médicaments de prescription médicale facultative, le patient doit pouvoir identifier ceux qui sont particulièrement adaptés à un usage sans avis médical initial. Ceci suppose :
- que l'on facilite l'identification par les patients du groupe de médicaments particulièrement adaptés à une prise en charge personnelle de leurs symptômes et maladies,

- que l'effort d'amélioration de la lisibilité des notices soit poursuivi et renforcé afin de garantir le bon usage du médicament,
- que les indications et les conditionnements soient adaptés afin de contenir au maximum les risques de mésusage et de mieux correspondre à la durée des troubles pris en charge ;
- que la DCI figure de façon claire, lisible et aisément repérable sur le conditionnement,
- que les recherches biomédicales effectuées aux fins d'obtention de l'AMM pour les nouveaux médicaments destinés à l'automédication comportent les essais adaptés à ce type d'utilisation,
- que le dispositif de pharmacovigilance soit développé et adapté à ce marché, notamment dans le souci de garantir la sécurité des délistages.

Faciliter le délistage de molécules innovantes dans le but d'adapter le champ des produits accessibles en automédication aux besoins croissants du patient
- Le déremboursement des médicaments ne bénéficiant pas d'un service médical rendu suffisant pour être pris en charge par la collectivité ne peut être la seule source d'alimentation du marché de l'automédication.
- La mise à disposition en automédication de molécules innovantes constitue un élément central du développement et de la crédibilité de ce secteur.
- Pour sécuriser la mise à disposition de molécules innovantes, éviter les interactions médicamenteuses, identifier les effets indésirables, il convient d'inscrire cette approche thérapeutique dans les suivis informatiques (DMP, DP)

Inscrire l'automédication dans le mouvement de responsabilisation des patients et de bon usage du médicament
- La communication institutionnelle sur le bon usage du médicament devra inclure une communication plus spécifique sur la prise en charge personnelle de symptômes ou troubles aisément identifiables.
- Des fiches d'information et des référentiels de prise en charge de certains troubles ou pathologies à destination des patients devront être élaborés.

Développer l'information des patients et des professionnels de santé, médecins et pharmaciens, sur l'automédication
- L'information des patients, des pharmaciens et des médecins sur les médicaments d'automédication, et les troubles qui peuvent être pris en charge en automédication, doit être développée par une communication forte et positive (catalogues produits, fiches d'information, etc.)
- La définition et la description de la prise en charge personnelle de la maladie pourront également trouver leur place dans le cadre de campagnes thématiques de promotion et d'information en santé publique validées par les pouvoirs publics.
- L'information du patient devra préférentiellement partir de la symptomatologie, plutôt que du produit en lui-même.
- L'accès du patient à ces médicaments devra être facilité par le pharmacien d'officine, en aménageant, le cas échéant, un espace de conseil.
- Des expérimentations encadrées d'accès direct dans les pharmacies pourront être mises en place et devront être évaluées par une commission ad hoc.
- Le médecin et le pharmacien doivent avoir accès par l'intermédiaire de leurs logiciels professionnels à une base de données comprenant l'ensemble des spécialités disponibles sur le marché. Afin de réduire les risques liés à la iatrogénie médicamenteuse, la mise en place du dossier pharmaceutique en lien avec le dossier médical personnel devra permettre un suivi de l'ensemble des médicaments consommés par les patients.

Clarifier le marché
- La cohérence de la politique de mise sur liste et de délistage devra être affirmée, en adoptant notamment une réflexion par classe pharmacologique ou thérapeutique.
- La cohérence de la politique d'admission au remboursement et de déremboursement devra être renforcée, en veillant particulièrement à ne plus faire coexister des molécules similaires remboursables et non remboursables, pour une même indication.
- L'utilisation de la notion de médicaments « non prioritaire » devra être préférée à celle de médicaments « à service médical rendu insuffisant », mal comprise et péjorative.
- La lisibilité du marché de l'automédication ne pourra s'accompagner d'une solvabilisation systématique par les organismes d'assurance complémentaire.

Annexe 1
Composition des groupes de travail
Groupe Usagers
Organisme Représentant Organisme Représentant
HAS Bertrand MUSSETTA
UNOCAM Martine STERN
HAS Catherine RUMEAU-PICHON
AFSSAPS Marie-Laurence GOURLAY
AFIPA Magali FLACHAIRE Anne CASTOT Gilles ALBERTI Séverine LAURAIRE
CNOP Jean ARNOULT
DSS Aude SIMONI-THOMAS
CNOM Iréne KAHN BENSAUDE
DGS Hélène SAINTE MARIE
USPO Patrice DEVILLERS Olivier BALLU J.B PICOT
FSPF Philippe LIBERMANN Jean-Pierre BADER

Groupe Pharmaciens
Organisme Représentant Organisme Représentant
HAS Catherine RUMEAU-PICHON
UNPF Hervé THORAVAL
AFIPA Magali FLACHAIRE
Académie de médecine Patrice QUENEAU Benoit GALLET
FSPF Pierre LEPORTIER
CNOP Jean PARROTJérôme PARESYS-BARBIER
AFSSAPS Séverine LAURAIRE
USPO Patrice DEVILLERS
UNOCAM Emmanuel LUIGI Philippe LEPEE Martine STERN

DGCCRF Nolwenn DELARUELLE LAPRIE
DSS Philippe SAUVAGE Anne DUX Aude SIMONI-THOMAS
CEPS Noël RENAUDIN
LEEM Claude BOUGE
DGS J.B PICOT
CNAMTS Claire MARTRAY Olivier BALLU

Groupe Médecins
Organisme Représentant Organisme Représentant
HAS Bertrand MUSSETTA
UNOCAM Martine STERN Catherine RUMEAU-PICHON
FSPF Daniele PAOLI
CNOP Dominique BRASSEUR
AFIPA Magali FLACHAIRE
USPO Patrice DEVILLERS Gilles ALBERTI Jacques UHLRICH
SML Guy BIGOT
CSMF Pierre LEVY
UNAF Nathalie TELLIER
DSS Aude SIMONI-THOMAS Jean-Pierre BADER

Groupe Industriels
Organisme Représentant Organisme Représentant
HAS Catherine RUMEAU-PICHON **UNOCAM** Emmanuel LUIGI Martine STERN
AFIPA Magali FLACHAIRE Benoit GALLET
DGCCRF Nolwenn DELARUELLE LAPRIE Anne DUX
CNOP Jean PARROT Jérôme PARESYS-BARBIER **LEEM** Claude BOUGE
USPO Patrice DEVILLERS
CNAMTS Claire MARTRAY Philippe LEPEE
DSS Philippe SAUVAGE
UNPF Hervé THORAVAL   Aude SIMONI-THOMAS
Académie de médecine Patrice QUENEAU
CEPS Noël RENAUDIN
FSPF Pierre LEPORTIER
DGS J.B PICOT Olivier BALLU
AFSSAPS Séverine LAURAIRE Jean-Pierre BADER

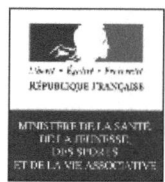

RÉPUBLIQUE FRANÇAISE

MINISTÈRE DE LA SANTÉ,
DE LA JEUNESSE,
DES SPORTS
ET DE LA VIE ASSOCIATIVE

Libre accès à certains médicaments devant le comptoir

Mardi 1ᵉʳ juillet 2008

Dossier de presse

**Contact Presse – Ministère de la Santé, de la Jeunesse, des Sports et de la Vie associative
01 40 56 40 14**

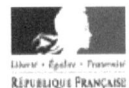

Ministère de la Santé, de la Jeunesse, des Sports et de la Vie associative

Communiqué de presse

Paris, le 1ᵉʳ juillet 2008

Mieux accompagner et sécuriser l'automédication, améliorer la concurrence sur les médicaments à prix libres : Roselyne Bachelot-Narquin autorise le libre accès à certains médicaments dans les pharmacies

Le décret permettant l'accès direct à certains médicaments devant le comptoir des pharmacies vient d'être publié au Journal Officiel du 1er juillet 2008, marquant le lancement de cette réforme élaborée par Roselyne Bachelot-Narquin, ministre de la Santé, de la Jeunesse, des Sports et de la Vie associative.

Se soigner sans consulter un médecin est possible dans des situations bénignes, notamment par des médicaments disponibles sans ordonnance. Tous les médicaments autorisés, soumis ou non à prescription, remboursables ou non, sont efficaces mais présentent des risques. La qualité de l'information et le conseil personnalisé sont donc fondamentaux pour éviter les pertes de chances et utiliser les médicaments à bon escient.

Afin d'accompagner les patients dans leur souhait d'être acteurs de leur santé, la ministre Roselyne Bachelot-Narquin a développé cette mesure avec l'Agence française de sécurité sanitaire des produits de santé (AFSSAPS) pour :

- ❖ améliorer l'accès des patients à une information adaptée et de qualité sur les médicaments qu'ils utilisent sans consultation médicale ;
- ❖ leur offrir un choix éclairé et accompagné de conseils individualisés, pouvant prendre en compte l'ensemble de leur parcours de soins (suivi du dossier pharmaceutique) ;
- ❖ maintenir toutes les garanties d'accessibilité, de disponibilité et de sécurité sanitaire qu'apportent les officines de pharmacie en France : proximité, service de permanence, équipe professionnelle dédiée et responsable, soumise au contrôle de l'inspection de la pharmacie et de l'Ordre de pharmaciens, absence de contrefaçons, obligation de refus de vente et d'orientation vers le médecin en cas de doute, etc.
- ❖ offrir des prix publics concurrentiels et améliorer le pouvoir d'achat des citoyens.

Le décret qui vient d'être publié modifie le code de déontologie des pharmaciens pour autoriser le libre accès dans les officines à ces médicaments de médication officinale, dans un espace réservé, clairement identifié, situé à proximité immédiate du comptoir pour faciliter les échanges entre patients et pharmaciens ou préparateurs.

Il fixe également les critères de sécurité sanitaire utilisés pour établir cette liste. Une décision du Directeur général de l'AFSSAPS, Jean Marimbert, fixe la première liste des médicaments concernés. Cette liste est publiée et régulièrement actualisée sur le site internet de l'Agence www.afssaps.sante.fr).

Les résultats de cette mesure seront évalués et mesurés. Un observatoire des prix sera lancé très prochainement. Une évaluation de l'impact en termes de bon usage et de sécurité des médicaments mis devant le comptoir sera également mise en œuvre.

Contact presse :
Service de presse du Ministère de la Santé, de la Jeunesse, des Sports et de la Vie associative 01 40 56 40 14.

Sommaire

II- Le libre accès à certains médicaments devant le comptoir dans les pharmacies

1- Les grands principes de la mesure

a. La démarche initiée

Se soigner sans consulter un médecin est possible dans des situations bénignes, notamment par des médicaments disponibles sans ordonnance. Tous les médicaments autorisés, soumis ou non à prescription, remboursables ou non, sont efficaces mais présentent des risques. La qualité de l'information et le conseil personnalisé sont donc fondamentaux pour éviter les pertes de chances et utiliser les médicaments à bon escient.

Afin d'accompagner les patients dans leur souhait d'être acteurs de leur santé, Roselyne Bachelot-Narquin, ministre de la Santé, de la Jeunesse, des Sports et de la Vie associative a développé cette mesure en lien avec les différents acteurs du monde de la santé.

Depuis le mois d'octobre 2007, des travaux ont été conduits avec plusieurs services du ministère de la Santé, de la Jeunesse, des Sports et de la Vie associative, la DGCCRF, l'AFSSAPS, la CNAMTS, les organismes complémentaires, les syndicats, l'ordre des pharmaciens, les grossistes, les groupements, les étudiants en pharmacie, les experts, ainsi que le Collectif inter associatif sur la santé (représentants des patients).

Quatre groupes de travail ont été constitués et leurs travaux ont permis de définir les conditions et les modalités de mise en œuvre pour que cette mesure serve l'intérêt de tous.

Ces travaux ont abouti à la préparation d'un décret publié et qui modifie le code de la santé publique, notamment dans sa partie consacrée à la déontologie des pharmaciens, pour autoriser le libre accès dans les officines à ces médicaments de médication officinale.

Cet accès doit se faire dans un espace réservé, clairement identifié, situé à proximité immédiate du comptoir pour faciliter les échanges entre patients et pharmaciens ou préparateurs.

Les résultats de cette mesure seront évalués et mesurés. Un observatoire des prix sera lancé très prochainement et une évaluation de l'impact en termes de bon usage et de sécurité des médicaments mis devant le comptoir sera également mise en œuvre.

b. Les objectifs de la mesure

Le libre accès de certains médicaments devant le comptoir des pharmacies répond à plusieurs objectifs :

❖ améliorer l'accès des patients à une information adaptée et de qualité sur les médicaments qu'ils utilisent sans consultation médicale ;

❖ leur offrir un choix éclairé et accompagné de conseils individualisés, pouvant prendre en compte l'ensemble de leur parcours de soins (suivi du dossier pharmaceutique) ;

❖ maintenir toutes les garanties d'accessibilité, de disponibilité et de sécurité sanitaire qu'apportent les officines de pharmacie en France : proximité, service de permanence, équipe professionnelle dédiée et responsable, soumise au contrôle de l'inspection de la pharmacie et de l'Ordre de pharmaciens, absence de contrefaçons, obligation de refus de vente et d'orientation vers le médecin en cas de doute, etc.

❖ offrir des prix publics concurrentiels et améliorer le pouvoir d'achat des citoyens.

c. Les conditions d'encadrement de cette mesure

❖ **L'agencement**

Les médicaments devront être présentés dans un espace bien identifié et séparé des autres produits, comportant des messages d'éducation thérapeutique et de prévention, une signalétique bien adaptée et une lisibilité sur les prix.

Différentes configurations ont été envisagées pour permettre d'adapter la mesure à tout type d'officine, de la plus grande à la plus petite.

La proximité du comptoir, créant une continuité entre la dispensation de prescriptions et la médication officinale, favorisera les échanges et les conseils du pharmacien vers le patients et inversement.

❖ **L'information**

Des fiches d'information, généralistes sur des questions d'éducation thérapeutique, de prévention, etc. ou concernant une pathologie ou un type de produits, seront mis à la disposition des patients au sein de l'officine.

En particulier, **des fiches spécifiques** sur les précautions à prendre pour éviter les interactions ou surdosages liés au paracétamol, à l'ibuprofène et à l'aspirine ont été élaborées. Ces trois antalgiques couramment utilisés comportent en effet des risques importants, source de ce que l'on appelle une iatrogénie importante lorsqu'ils sont utilisés sans précaution et sans information adéquate.

Ces fiches ne dispensent pas le pharmacien de répondre aux demandes de conseil personnalisé dont les patients peuvent avoir besoin.

Par ailleurs, il faut vérifier avec le pharmacien, chaque fois que c'est nécessaire, que le médicament que l'on envisage de prendre ne comporte pas des contre-indications et s'intègre bien dans le parcours thérapeutique, sans compromettre la cohérence par exemple des traitements prescrits par le médecin.

Il faut signaler à cet égard que peu à peu, les pharmacies vont pouvoir, si le patient les y autorise, connaître les traitements antérieurs ou en cours au travers du dossier pharmaceutique, que les pharmaciens sont en train de développer.

2- Les médicaments concernés par cette mesure

a. Le champ des produits concernés

L'AFSSAPS, au travers d'un groupe de travail dirigé par le Professeur BAUMELOU, a mené avec les industriels un travail de définition des critères de sélection des médicaments pouvant être mis en accès au-delà du comptoir.

Une décision du Directeur général de l'AFSSAPS, Jean Marimbert, fixe la première liste des médicaments concernés. Cette liste est publiée et régulièrement actualisée sur le site internet de l'Agence www.afssaps.sante.fr).

b. La liste des médicaments

Inauguration officielle du salon Pharmagora 2009 Discours de Roselyne BACHELOT-NARQUIN

[8 avril 2009

sous réserve du prononcé

Monsieur le commissaire général, cher Jean-Christophe Goulemot, Madame la directrice du programme pédagogique, chère Catherine Le Roy, Monsieur le président du conseil national de l'Ordre des pharmaciens, cher Jean Parrot, Messieurs les présidents de syndicats, cher Gilles Bonnefond, cher Philippe Gaertner, cher Claude Japhet, Mesdames, messieurs,

Je suis très heureuse d'être là aujourd'hui, pour la deuxième fois en tant que ministre chargée de la santé, devant vous, pour cet incontournable rendez-vous de la pharmacie d'officine qu'est Pharmagora.

Ma joie est d'autant plus grande que l'année qui vient de s'écouler a été riche en évolutions pour l'exercice de ce beau métier.

Dans la modernisation de notre système de santé que je porte, notamment à travers mon projet de loi « *Hôpital, patients, santé, territoires* » , pour assurer l'égal accès de tous à des soins de qualité, vous, pharmaciens, avez un rôle majeur à jouer.

C'est pour cette raison que je vous ai demandé, il y un an, de mettre en place des groupes de travail, qui ont d'ores et déjà porté leurs fruits.

En concertation, vos représentants syndicaux, l'Ordre et le ministère de la santé ont su travailler ensemble, de façon constructive, pour faire émerger des idées fortes, qui ont ensuite fait efficacement leur chemin.

Aujourd'hui, je me réjouis de constater que vous avez su renforcer votre place dans cette nouvelle organisation des soins.

Le projet de loi HPST propose des avancées significatives, qui seront, je n'en doute pas, reconnue comme telle par les sénateurs.

Parmi ces avancées, je pense à la reconnaissance juridique des missions du pharmacien d'officine dans le code de la santé publique.

Les députés, avec le soutien du gouvernement, ont ainsi reconnu le rôle de conseil officinal dans le cadre des soins de premier recours. C'est là une composante indispensable du bon usage des médicaments, ces produits pas comme les autres, comme je l'ai inlassablement répété lorsque la défense du maintien de la distribution de tous les médicaments dans les officines de pharmacie s'imposait.

De même, si les sénateurs approuvent l'amendement adopté par l'Assemblée nationale, les missions des pharmaciens d'officine ne seront plus définies « en creux » dans le code de la santé publique, comme se limitant à la seule vente de médicaments.

Même si la dispensation sécurisée des médicaments reste leur principale mission et loin de moi l'idée de la négliger ou de la sous-estimer, le panel des attributions des pharmaciens d'officine est beaucoup plus vaste que cela et ne saurait être méconnu plus longtemps.

La participation aux actions de veille, de protection sanitaire, de prévention et de dépistage, aux réseaux de santé, à l'éducation thérapeutique ou encore à l'accompagnement des patients sont des missions

156

essentielles, qu'exercent aujourd'hui de nombreux pharmaciens, de fait, sans pour autant que la législation le prévoie.

Vous êtes des professionnels de santé de proximité, facilement accessibles et bien répartis sur l'ensemble du territoire, grâce au maillage existant.

Donc, au-delà de la dispensation de médicaments, vous participez pleinement à l'amélioration et à l'optimisation des parcours de soins.

Parmi les avancées contenues dans le projet de loi, je pense également à la notion de pharmacien de coordination et au développement des coopérations entre professionnels de santé, prévues à l'article 17.

Il n'y a que des avantages à ce que les patients puissent désigner leur pharmacien habituel auprès des autres professionnels.

Une telle information n'existe pas à l'heure actuelle et on peut légitimement le regretter.

Le pharmacien reste aujourd'hui anonyme pour le médecin, l'infirmier ou le personnel hospitalier.

Lorsque le patient choisira, s'il le souhaite, de désigner son pharmacien, les autres professionnels sauront à qui s'adresser pour vérifier un historique de traitements, prévoir la disponibilité d'un produit rare, confier un suivi de tension ou encore fluidifier les entrées et sorties de l'hôpital dans le parcours thérapeutique.

Enfin, le projet de loi prévoit la mise en place des agences régionales de santé (ARS), qui, elles aussi, vont vous permettre de moderniser vos activités.

Services de l'Etat et services de l'assurance maladie deviendront un seul et même interlocuteur, notamment pour l'organisation des soins de premier recours, qui vous concerne au premier chef. Le conseil pharmaceutique et les pharmaciens y ont toute leur place.

De manière plus globale, vous le savez, la mission des ARS sera d'organiser l'offre de santé sur tout le territoire, dans une perspective d'amélioration de l'accès aux soins et de l'état de santé de nos concitoyens.

Elles auront donc aussi en charge la prévention, le dépistage, le diagnostic, le traitement et le suivi des patients, la régulation de la démographie médicale, l'hospitalisation, le médico-social ou encore la mise au point des schémas régionaux d'organisation des soins (SROS) hospitaliers et ambulatoires.

Je ne doute pas de votre volonté de travailler en lien étroit et en parfaite intelligence avec ces ARS. C'est là notre intérêt à tous.

Dans le même esprit, d'autres réalisations d'envergure doivent être soulignées. Ainsi, je tiens à saluer le déploiement du dossier pharmaceutique. Trois mois seulement après le lancement de sa phase de généralisation, 7280 officines ont été raccordées et plus de trois millions de Français disposent d'un dossier pharmaceutique : c'est un très beau résultat !

Le libre accès est aussi une opportunité de mettre en avant vos compétences et d'habituer les patients à solliciter votre conseil personnalisé chaque fois qu'ils veulent se soigner sans consulter un médecin.

Je sais qu'il s'agit là d'une petite révolution et que modifier vos habitudes autant que celles des patients demande du temps.

Mais c'est l'évolution qu'il faut souhaiter à long terme, pour que soient réaffirmés et renforcés votre rôle et vos compétences dans l'ensemble de vos missions, qui seront, je l'espère, inscrites très prochainement dans le code de la santé publique.

Enfin, pour rechercher la meilleure efficience, j'ai souhaité vous donner la possibilité de constituer des centrales d'achat. Elles vous permettront d'acquérir au meilleur coût la majorité des médicaments à prix libre que vous dispensez, et donc de proposer ces médicaments à des prix raisonnables.

Le décret créant ces établissements pharmaceutiques, tout en préservant bien sûr la sécurisation de la chaîne du médicament, est en cours d'examen au Conseil d'Etat.

J'espère pouvoir en annoncer la publication très prochainement.

Il reste encore, je le sais, des idées à faire émerger, des missions à préciser et valoriser. C'est pourquoi je vous invite à faire vivre ces groupes, qui sont les vôtres, sur des thèmes tels que la continuité de la prise en charge entre la ville et l'hôpital, le rôle du pharmacien dans le parcours de soins, le mode de rémunération et la circulation des informations entre professionnels de santé de proximité, notamment au travers des observatoires régionaux des médicaments, des dispositifs médicaux et des innovations thérapeutiques (OMEDIT).

De même, il me paraît important que vous, pharmaciens, puissiez vous impliquer dans la mission dont nous avons, Valérie Létard et moi-même, confié le pilotage à Pierre-Jean Lancry.

Cette mission a pour objectif la mise en œuvre d'expérimentations en vue de l'intégration des médicaments dans les forfaits de soins au sein des établissements d'hébergement pour personnes âgées dépendantes (EHPAD), comme cela est prévu par la loi de financement de la sécurité sociale (LFSS) 2009. Elle doit être une occasion privilégiée de mieux faire connaître le rôle des pharmaciens, leur capacité à améliorer le bon usage des médicaments, à optimiser leur utilisation chez les personnes âgées et à contribuer à une diminution de l'iatrogénie médicamenteuse. La possibilité de préparer les doses à administrer vous sera reconnue, bien sûr dans le respect des bonnes pratiques, non seulement pour les personnes hébergées en EHPAD, mais également pourquoi pas ? pour vos patients ou leurs accompagnants qui le souhaiteraient.

Vous êtes les spécialistes du médicament.

Vous êtes des professionnels de santé de haut niveau.

Aujourd'hui, vous avez de multiples arguments pour définitivement battre en brèche ceux qui vous accusent de n'être que des commerçants - certains parlent même « d'épiciers ».

Oui, l'officine est un commerce. Mais c'est un commerce avec une réelle valeur ajoutée, scientifique et sociale qui, n'en doutons pas, sera de plus en plus reconnue.

Aujourd'hui, vous, pharmaciens, subissez, comme la majorité des acteurs économiques, en France et dans le monde, les répercussions de la crise et certains d'entre vous souffrent particulièrement, je ne l'oublie pas.

Pour traverser cette période difficile et affronter le monde de demain, l'officine française, comme nombre de secteurs, doit s'interroger sur les mutations à opérer.

En cela, elle dispose de véritables atouts.

Son premier atout, ce sont ses trois piliers : le maillage officinal du territoire, la réserve du capital des officines aux pharmaciens et le monopole pharmaceutique, qui ne saurait être remis en cause.

Ces trois piliers assurent la pérennité de votre activité, ce qui est loin d'être négligeable, dans le contexte économique qui est le nôtre.

Ces trois piliers, nous les avons ardemment défendus durant l'année écoulée, dans l'intérêt de la santé publique, des patients et des citoyens dans leur ensemble.

158

Mais je crois que ce combat aura porté ses fruits. La légitimité du monopole a été reconnue. L'avocat général de la cour de justice des communautés européennes (CJCE) a repris nos arguments en faveur du maintien de la réserve du capital.

La commission européenne a, pour l'instant, renoncé à nous adresser une mise en demeure sur le maillage territorial.

Rien n'est définitif, certes, et nous devons rester vigilants. Mais chaque bataille gagnée renforce les arguments en faveur du maintien des trois piliers de notre réseau pharmaceutiqueet de sa place essentielle dans notre société et notre système de santé.

La santé est un domaine porteur de croissance : c'est là le deuxième atout du secteur pharmaceutique. La prévention, l'éducation à la santé, la lutte contre l'iatrogénie ou encore l'observance des traitements sont des facteurs d'amélioration de la santé et d'optimisation des ressources collectives qui y sont consacrées.

Enfin - et il s'agit d'un troisième atout potentiel -, l'organisation de l'offre de services au sein de la pharmacie doit être performante. De nombreuses perspectives de développement existent, si chacun, bien entendu, se mobilise pour assurer la meilleure qualité sur tous les services proposés. Et vous serez d'accord avec moi, je pense, pour dire que quand on parle de qualité « pharmaceutique », on parle d'excellence !

Cela requiert d'atteindre une taille critique suffisante. Avec les mesures adoptées par la loi de financement de la sécurité sociale 2008, j'ai souhaité anticiper et soutenir la réorganisation du réseau en ce sens.

Je sais toutefois qu'il n'est pas facile de procéder à des regroupements d'officines et que la lisibilité des procédures à opérer pour y parvenir n'est pas optimale. Je vais donc mandater un groupe de travail, auquel participeront les ministères de la justice et des finances, pour vous permettre d'y voir plus clair sur les démarches à suivre et les avantages dont vous pourriez bénéficier dans ce cadre.

Relever ce défi fait aussi partie des enjeux de la modernisation des soins. Vous devez être conscients que vous construisez ainsi l'officine de demain.

Chacun d'entre vous est déjà, dans les faits, ce pharmacien auprès duquel les patients, inquiets mais confiants, viennent chercher et trouver le réconfort d'un vrai professionnel de santé de proximité, capable de les guider, de leur offrir des soins de premier recours avec un conseil compétent, des services pour améliorer leur hygiène de vie, la prévention des maladies, le bon usage des médicaments ou leur parcours thérapeutique.

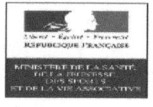

Je veux que nous allions toujours plus loin dans la reconnaissance de votre rôle d'interface **Libre accès à certains médicaments** indispensable entre les patients et la **devant le comptoir** médecine. Vous pouvez compter sur moi pour continuer à défendre avec force une profession qui m'est chère et des valeurs auxquelles je suis profondément attachée.

Je vous remercie. **Mardi 1ᵉʳ juillet 2008**

Dossier de presse

159

*Je tiens à dédier ce travail à ma Grand Mère, ma
« mamie Ginette » qui n'est malheureusement
plus là pour saisir cet instant mais qui est toujours
à mes côtés et dans mon cœur.*

REMERCIEMENTS

Mes remerciements vont aux acteurs de cette thèse,

Madame Sallerin je vous remercie d'avoir accepté de présider mon jury, je tiens à vous manifester ma reconnaissance pour l'enseignement que vous nous avez dispensé au cours de ces années d'études, votre d'enseignement de communication orale, écrite et des relations humaines m'a beaucoup apporté et sera décisif dans mes orientations à venir.

Monsieur Rouayroux, ce fut pour moi un plaisir d'effectuer trois mois de stage dans votre officine, j'y ai beaucoup appris. Au travers de nos nombreux échanges, j'ai toujours apprécié votre point de vue ce pour quoi j'ai souhaité que vous acceptiez de faire partie du jury de cette thèse ; merci d'avoir si gentiment accepté.

Monsieur Charles, j'ai eu l'honneur de vous rencontrer au cours d'une conférence sur les médicaments en accès direct, donnée à l'école supérieure de commerce de Toulouse. Vous m'avez ensuite accordé un entretien au cours duquel vous m'avez aidé à construire le projet professionnel qui me tient à cœur ; je vous ai sollicité et je vous remercie de m'avoir fait l'honneur d'accepter.

Fabien, je me souviens quand je suis venue te voir de la part de Julien à l'hôpital Purpan durant mon stage de 5°année… tu as immédiatement accepté de suivre mon travail et tu as su me montrer ta motivation, quelques jours après notre entrevue tu avais déjà des documents à me fournir ! Pour cet enthousiasme communicatif, ta disponibilité et ta gentillesse, je te remercie.

À vous tous merci pour ce que vous faites pour moi. Particulièrement merci à mes parents Françoise et Jean-Louis de m'avoir offert une si belle éducation, de m'avoir permis de suivre ces études et de mener mes travaux à bien.

CONTACT : camilledezan@gmail.com

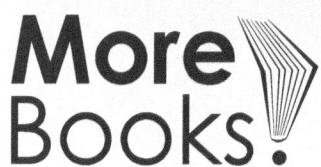

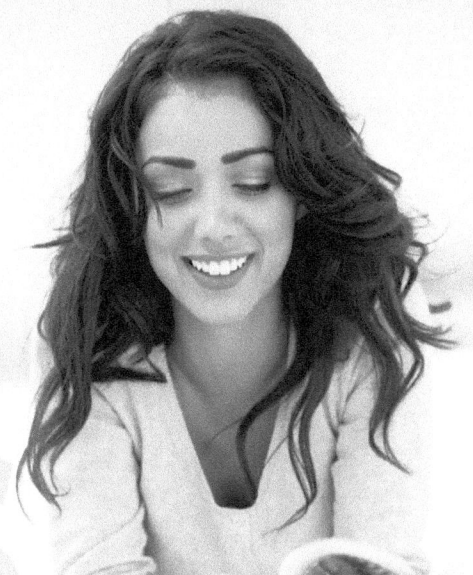
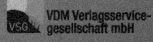

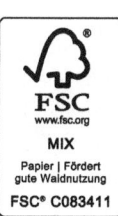

MIX

Papier | Fördert
gute Waldnutzung

FSC® C083411

Zeitfracht Medien GmbH
Ferdinand-Jühlke-Straße 7
99095 Erfurt, Deutschland
produktsicherheit@kolibri360.de

Druck:
CPI Druckdienstleistungen GmbH
im Auftrag der
Zeitfracht Medien GmbH
Ein Unternehmen der Zeitfracht - Gruppe
Ferdinand-Jühlke-Str. 7
99095 Erfurt